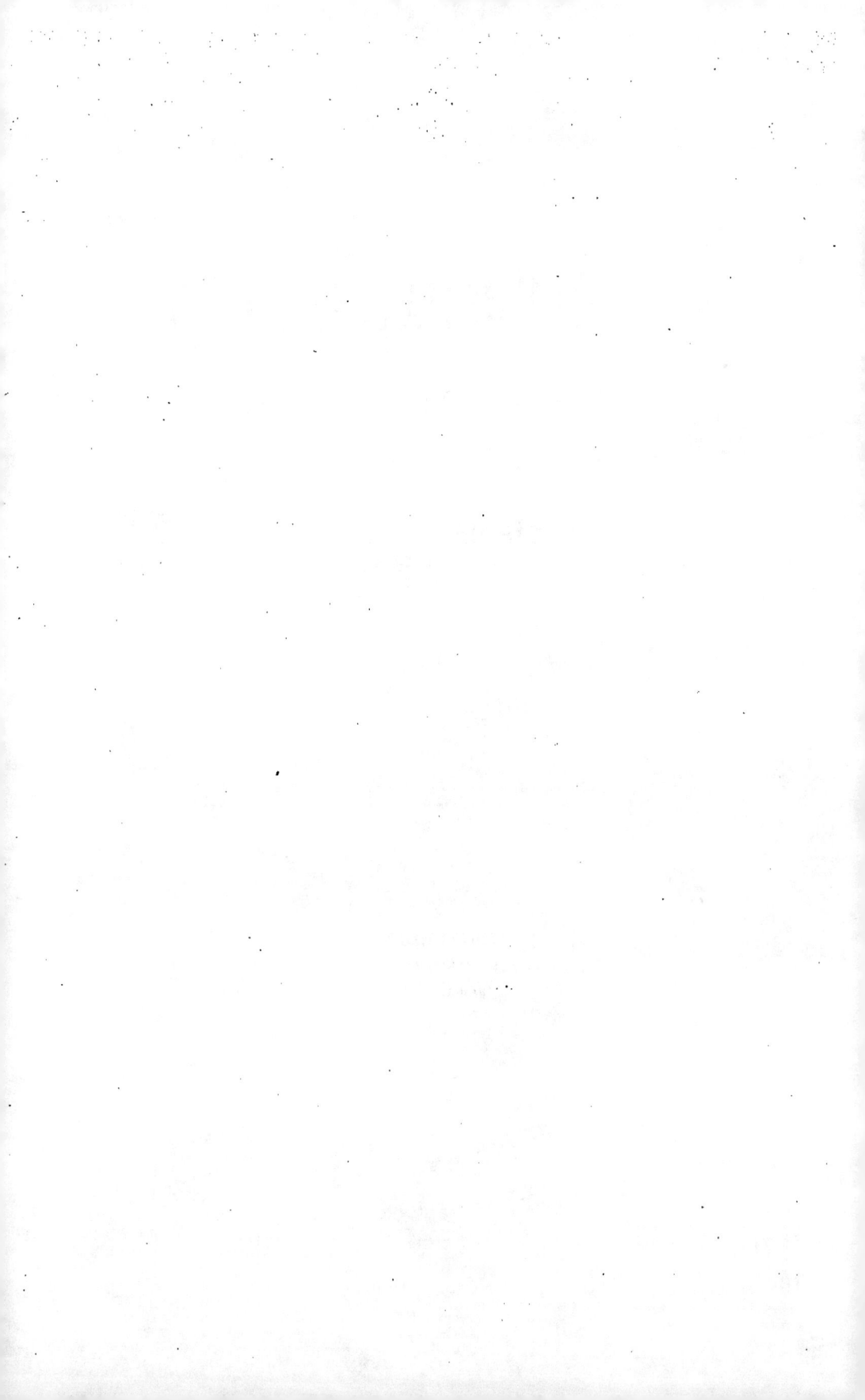

DU

PREMIER PANSEMENT

EN CAMPAGNE

PAR

GASTON BERGASSE

DOCTEUR EN MÉDECINE

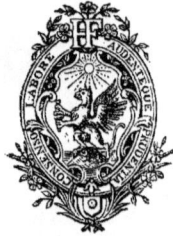

MONTPELLIER

IMPRIMERIE CENTRALE DU MIDI

(HAMELIN FRÈRES)

—

1885

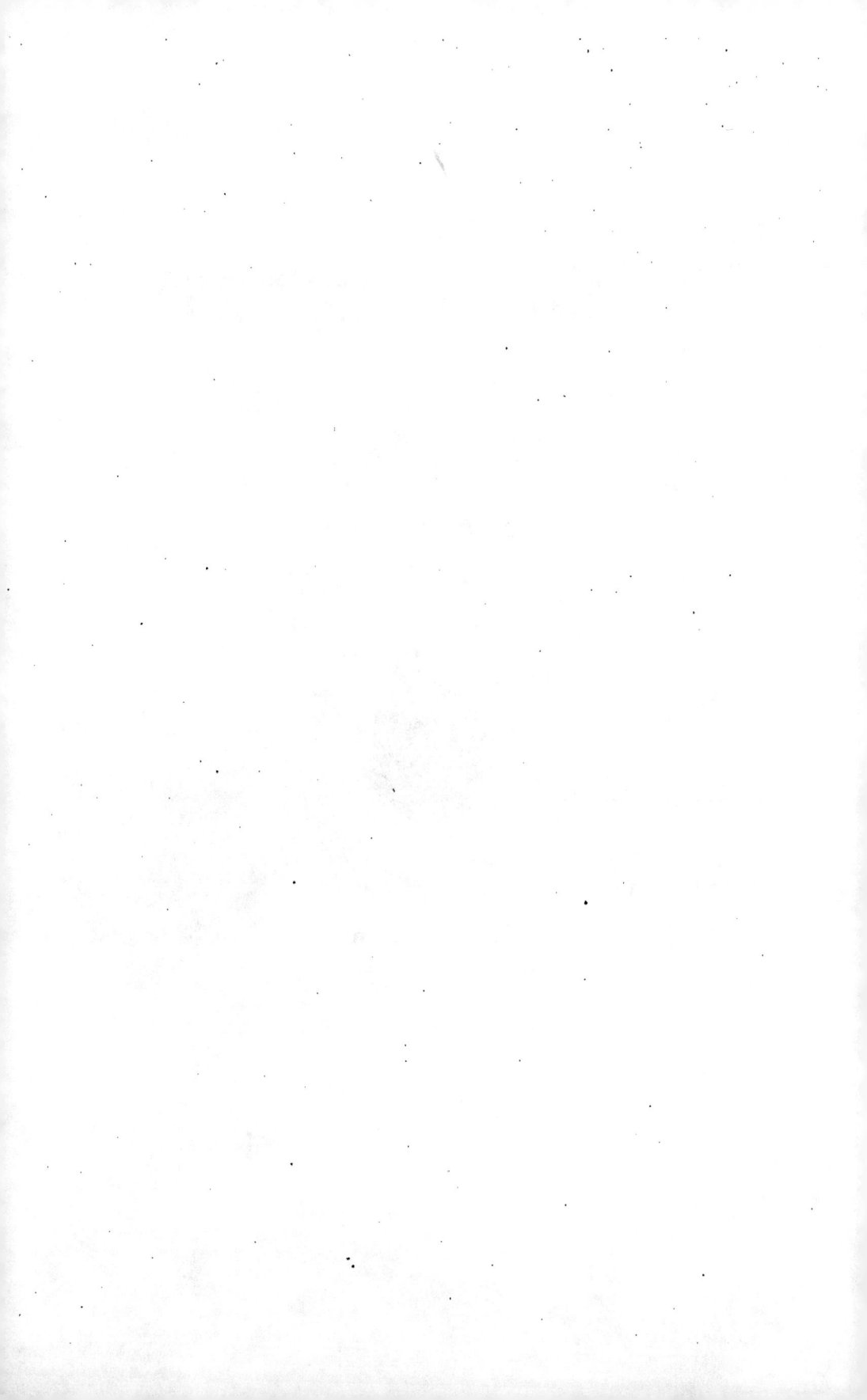

DU

PREMIER PANSEMENT

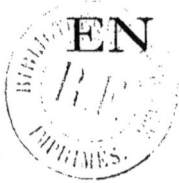

EN CAMPAGNE

PAR

GASTON BERGASSE

DOCTEUR EN MÉDECINE

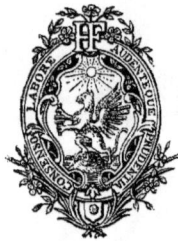

MONTPELLIER

IMPRIMERIE CENTRALE DU MIDI

(HAMELIN FRÈRES)

1885

A MON PÈRE ET A MA MÈRE

A MON ONCLE FABIEN BERGASSE

CHEVALIER DE LA LÉGION D'HONNEUR

A MON ONCLE JOSEPH PUJOL

AVOCAT

G. BERGASSE.

A MONSIEUR LE PROFESSEUR AGRÉGÉ CHALOT

A MONSIEUR LE DOCTEUR FONTAGNÈRES

CHIRURGIEN EN CHEF DE L'HOTEL-DIEU DE TOULOUSE

G. BERGASSE.

A MON PRÉSIDENT DE THESE

MONSIEUR LE PROFESSEUR DUBRUEIL

PROFESSEUR DE CLINIQUE CHIRURGICALE A LA FACULTÉ DE MÉDECINE DE MONTPELLIER

CHEVALIER DE LA LÉGION D'HONNEUR, ETC.

G. BERGASSE.

I

A TOUS CEUX QUI ME SONT CHERS

G. BERGASSE.

INTRODUCTION

La question du premier pansement à appliquer sur le champ de bataille a été à l'étranger, mais surtout en Angleterre et en Allemagne, l'objet de nombreuses discussions, de recherches curieuses, de travaux de valeur. Pas de société savante, pas de congrès de chirurgie, qui ne se soit intéressé à la question et n'ait essayé de la résoudre.

En France, cette étude semblait nous avoir laissés complétement indifférents. En dehors de l'article de Dziewonski et Fix, de celui de Chauvel publié dans le *Dictionnaire encyclopédique*, rien n'avait été écrit sur ce sujet. Cependant le Congrès français de chirurgie n'a pas voulu se séparer sans traiter cette importante question. Elle mérite pourtant qu'on s'y arrête, car les avantages d'une antisepsie rigoureuse immédiate sont si grands, les statistiques fournies pendant la guerre turco-russe par Reyher et Bergmann sont si fécondes en résultats, qu'il serait profondément inhumain de ne point essayer de faire profiter les blessés des guerres futures de la méthode antiseptique.

Ce qui m'a frappé, dans cette séance, c'est la proposition de remplacer le pansement ouaté de Guérin par le paquet antiseptique du soldat. Le mot était nouveau pour moi, et il m'a paru intéressant et utile à la fois de passer en revue toutes les publications étrangères, anglaises et allemandes surtout, qui ont traité cette question, de voir quel est le meilleur mode de pansement à adopter en campagne, et de présenter à mes Maîtres le résultat de mes recherches.

Je ne veux point faire une histoire complète de tous les pansements antiseptiques, c'est au-dessus de mes forces ; je ne veux point davantage présenter, à l'exclusion de tous les autres, un mode de pansement qui devra, presque à coup sûr, être couronné de succès. J'ai voulu seulement étudier, au point de vue de leur application en campagne, les différentes méthodes de pansement usitées jusqu'à nos jours : c'est ce que j'ai fait dans la première partie. Dans la seconde, je me suis occupé spécialement du paquet antiseptique du soldat, de ses avantages, de ses inconvénients et de son application immédiate en chirurgie d'armée. J'expose toutes les objections que ce nouveau mode de pansement s'est attirées, et j'essaye de les réfuter. Tel est le fond du modeste travail que je présente aujourd'hui, soutenu par l'espoir que mes Maîtres tiendront moins compte de mes défaillances que de mes efforts.

Qu'il me soit maintenant permis de remercier publiquement M. le professeur agrégé Chalot, dont les conseils m'ont été si utiles et dont la bienveillance à mon égard ne s'est point démentie un seul instant durant mon séjour à Montpellier. Qu'il reçoive ici l'expression de ma plus vive reconnaissance.

DU

PREMIER PANSEMENT

EN CAMPAGNE

PREMIÈRE PARTIE

HISTORIQUE

Sous son allure grecque (ἀντί, contre; σῆψις, putréfaction), le mot nouveau d'antisepsie caractérise le but de la chirurgie contemporaine dans le traitement des plaies. Il exprime en quelques syllabes le combat livré aux agents de putréfaction ou de fermentation qui envahissent les surfaces purulentes, lutte sans merci, comme le dit Sabatier, où les défaillances se payent par la mort des malades (1).

Les méthodes antiseptiques ne sont pas nouvelles venues en chirurgie : de tout temps elles ont existé; seuls, les procédés ont changé. Comment agissaient les mystérieuses formules des anciens, où l'on voyait s'unir les substances les plus bizarres? Simplement parce que l'une d'elles était antiseptique.

---

(1) Sabatier, *des Méthodes antiseptiques chez les anciens et les modernes.*

C'était de l'antisepsie inconsciente, irraisonnée, mais c'était de l'antisepsie.

Je passerai rapidement en revue les divers pansements antiseptiques que les anciens appliquaient sur les blessures, pour insister sur le pansement ouaté de Guérin, sur ses applications en campagne, et sur le pansement de Lister, ses modifications et les heureux résultats qui ont salué son apparition.

L'illustre praticien de Cos recommandait l'alun dissous dans le vinaigre, la noix de galle pour la cicatrisation des blessures, qu'il ne fallait « jamais humecter si ce n'est avec du vin. »

Celse recommande en plusieurs endroits de ses écrits la réunion des plaies par des sutures, après les avoir nettoyées avec une éponge imbibée de vinaigre. Pline l'Ancien recommande la poix. C'est également dans ses écrits que nous trouvons relaté l'usage singulier des pansements à la terre, mis de nouveau en essai par quelques chirurgiens de nos jours.

Oribase, Aétius, Actuarius, Rhazès, appliquent sur les plaies du coton trempé dans l'huile de rose seule, ou associée à un vin astringent. Si la plaie est récente, si le contact de l'air ne l'a pas altérée, vous appliquerez, disent-ils, une poudre composée d'encens, de chaux vive, etc.

A. Paré, de Chauliac, Guillaume de Salicet, font usage de topiques astringents pour dessécher les blessures.

A. Paré enseigne que les topiques doivent être choisis parmi les médicaments dessiccatifs et astringents, afin de modérer l'inflammation. — Joseph du Chaisme fait preuve d'un talent d'observation tout particulier en recommandant d'ajouter à l'eau froide ou tiède un peu de vinaigre et d'huile pour panser les plaies. Car, dit-il, « le vinaigre résiste à la corruption par ceci que, si l'on confit quelque chose dans luy, il la contregarde qu'une mousse ou crasse ne la couvre. Il en est de même de l'huile, lequel versé sur le vin ou autre liqueur empêche que l'air n'y entre, et repousse au loin les exhalations qui pourraient engendrer quelque putréfaction. »

Jean de Vigo cautérisait les arquebusades avec de l'huile bouillante.

En 1616, Magatus formula très-nettement les principes de l'occlusion des plaies. Il décrivit en même temps avec une admirable clarté les théories de la fièvre traumatique et de la septicémie.

Pierre Barbette, Fabrice de Hilden, Dionis, imbus des principes que Magatus venait de formuler, pansaient les plaies aveec d'épais plumasseaux de charpie enduite de liquides astringents.

Au XVIIIe siècle, Belloste écrivait: « Tous les anciens et les modernes tombent d'accord que l'air est ennemy des playes. » Plus loin : « L'air est un terrible destructeur dans les playes.»

Le Cat, en 1735, incline visiblement, en méthode générale, à celle des pansements rares, qui, dit-il, n'entravent pas l'action de la nature. Pour lui, un des plus grands inconvénients des pansements fréquents, c'est l'intervalle qui s'écoule entre le moment de lever un appareil et celui d'en appliquer un autre.

Les guerres de la République et du premier Empire, où pendant vingt années les armées françaises sillonnèrent l'Europe, placèrent la chirurgie en face de difficultés jusqu'alors inaccoutumées. Sans ressources, sans organisation préalable, sans matériel d'ambulance, les chirurgiens français durent apprendre à ne jamais compter que sur eux-mêmes.

Percy et Larrey, et avec eux non-seulement les chirurgiens français, mais encore ceux des armées étrangères, acceptèrent comme méthode de pansements l'usage topique de l'eau pure.

« Ils en vinrent, dit Rochard (1), à ne plus employer pour les pansements d'autres topique que l'eau pure ou additionnée, dans quelques cas, d'alcool ou d'extrait de Saturne. »

Percy avait une telle foi dans la valeur thérapeutique de l'eau pure, qu'il eût abandonné, disait-il, la chirurgie d'armée, s'il lui avait fallu ne plus s'en servir.

A côté du pansement exclusivement par l'eau, Larrey (2) avait

---

(1) Rochard, *Histoire de la chirurgie française au XIXe siècle.*

(2) Larrey, *Mémoires de chirurgie militaire,* 1812-1817.

adopté un nouveau mode de pansement. C'était le pansement retardé, le pansement rare. L'on eût trouvé difficilement un praticien assez hardi pour imiter sa conduite et se refuser à lever un appareil percé par le pus et exhalant une odeur d'une fadeur repoussante. Il a fallu l'autorité du grand nom de Larrey pour faire adopter cette pratique, devenue générale dans presque tous les hôpitaux.

Vers 1840, on commence à voir le retour à l'emploi des topiques désinfectants. Les nombreuses substances médicamenteuses qui firent à cette époque, et depuis lors, irruption dans le domaine thérapeutique des plaies, sont de deux ordres. Les unes nouvelles, telles que l'iode, la glycérine, l'huile phéniquée, le permanganate de potasse, apparaissent pour la première fois. Les autres sont déjà connues; on y voit le camphre, le baume du Pérou, etc.

En 1859, le Dr Batailhe fut le promoteur de la vogue nouvelle réservée à l'alcool dans le pansement des plaies. Sous forme d'alcool camphré, il a été d'un usage journalier en chirurgie.

En 1879, Maurice Perrin, exposant ses conclusions devant la Société de chirurgie, disait qu'il n'y avait point, parmi les destructeurs de germes, d'agent comparable à l'alcool.

Puis vinrent l'irrigation continue, les grands bains d'eau chaude, les bains d'acide carbonique, d'oxygène, etc.

Chassaignac proposa l'occlusion des plaies par des bandelettes de diachylon imbriquées, Laugier par la baudruche; Bouisson inventa la ventilation; J. Guérin, Maisonneuve, l'aspiration continue des plaies unie à l'occlusion pneumatique.

Pendant les événements de 1870-1871, l'effrayante mortalité des blessés affirmait de tous les côtés l'impuissance des méthodes de pansement mises en vigueur. M. Guérin eut l'idée d'envelopper les moignons de ses amputés dans du coton.

L'avenir et les résultats immédiats ont montré tous les avantages de cette pratique. Nous reviendrons sur le pansement ouaté de Guérin dans le prochain chapitre.

Pasteur venait d'étudier les germes microbiens; il avait démontré leur présence dans tous les milieux possibles, dans l'air, dans l'eau, et, de plus, il avait prouvé qu'ils sont la cause de toutes les fermentations.

En 1865, un chirurgien de Glascow, John Lister, voulut en tirer profit pour le traitement des blessés. Pas de germes, pas de putréfaction : telle était la loi biologique que formulait Pasteur et que contrôla Lister. C'est l'acide phénique qu'il choisit. Il ne l'a jamais abandonné.

La diffusion de l'antisepsie raisonnée a été rapide en Allemagne. Lantorph (de Danemark) s'y est un des premiers rallié. La méthode a été plus lente pour arriver jusqu'à nous. M. Lucas-Championnière (1) est le véritable promoteur de la méthode en France. Nous nous bornerons à indiquer les points principaux de ce pansement.

Lister opère dans une atmosphère phéniquée, produite par le spray; les instruments, les mains du chirurgien, des aides, les ligatures, les pièces de pansement, tout ce qui touche le malade, est imbibé d'acide phénique, et pas un germe septique ne peut y échapper. Quand on cesse de produire une atmosphère phéniquée autour de la plaie, il faut recouvrir celle-ci d'un linge trempé dans la solution phéniquée au centième.

Le protective taillé est mouillé dans l'eau phéniquée faible, puis appliqué sur la plaie, qu'il ne doit dépasser que de très-peu. Puis on prend quelques fragments de gaze antiseptique, faite en imprégnant un tissu lâche de coton d'une mixture d'acide phénique, de résine et de paraffine. Ce pansement absorbe le pus et retient parfaitement l'élément antiseptique déposé dans les fils du tissu. Huit couches environ du tissu sont appliquées autour du moignon, et pendant les premiers jours, vu l'exhalation assez abondante de sérosité, on entoure le pansement avec une toile imperméable. C'est entre la septième et la huitième feuille qu'on placera l'imperméable, ou mackintosh, avec la surface lisse tournée vers la plaie.

Enfin, comprenant que, malgré toutes ces précautions, la suppura-

(1) Lucas-Championnière, *Chirurgie antiseptique.*

tion pouvait survenir, Lister a songé à assurer l'écoulement des liquides par l'introduction des drains debout, dans une ou plusieurs ouvertures laissées à cet effet.

Dans un autre chapitre, nous parlerons des inconvénients de ce pansement sur le champ de bataille, où il ne peut être appliqué dans toute sa rigueur. Nous verrons, en effet, que diverses parties de ce pansement long et minutieux ont été supprimées ; de nouvelles substances antiseptiques ont été employées.

Les chirurgiens étrangers sont entrés avec confiance dans cette voie ouverte par Lister, et des statistiques sérieuses sont venues apporter des résultats obtenus avec divers antiseptiques, résultats pouvant rivaliser avec ceux qu'on obtenait par la pratique de Lister.

Nous allons rapidement les passer en revue.

Les premières attaques ont été dirigées contre l'acide phénique, à qui on a reproché d'être irritant, car son application occasionne des érythèmes qui ont des tendances à se généraliser ; — d'être volatil, et d'abandonner trop vite les matières de pansement qu'il imprègne. Koch démontre que, si l'acide phénique dilué agit rapidement sur les microbes dépourvus de spores, ceux qui en sont pourvus ne sont pas également influencés par cet agent. D'après des expériences personnelles, Koch assure qu'on devrait, pour détruire ces bactéries, faire usage d'une solution à 10 0/0, solution inapplicable en chirurgie. Il propose le bichlorure de mercure à sa place. Dougall et lui montrent qu'une solution de 1/3000 arrête le développement de tous les micro-organismes. — Pour Koch, l'action antiseptique du sublimé est 800 fois supérieure à celle de l'acide phénique. — Bergmann (1), en 1882, s'est servi des solutions de 1 à 2 millièmes de ouate bouillie dans une solution de 2 pour 100, sans constater d'accidents. De l'huile à 1 pour 100 de sublimé est plus puissante que l'huile phéniquée. Mais, pour nous, le sublimé n'entrera définitivement dans la pratique que lorsque ses avantages et son innocuité seront mieux démontrés.

(1) Bergmann, *Discours d'ouverture à l'université de Wurtzbourg.*

Le chlorure de zinc avait été déjà expérimenté par Campbell de Morgan, en 1866, lorsque Volkmann, Billroth et Bardeleben, le firent entrer dans la pratique journalière de la chirurgie comme véritable antiseptique. C'est un modificateur très-énergique. Campbell, Smarth, Robert, l'ont incorporé dans la ouate, la jute et la gaze; mais trois morts par septicémie aiguë, après des opérations, survenues dans la pratique de Kocher, de Berne, et le peu de durée de l'action antiseptique de ce pansement, ont contribué à le discréditer. Cependant, en 1882, en Égypte, les Anglais se sont bien trouvés des lavages avecles chlorures de zinc (1). Comme il ne peut être employé qu'en solution très-étendue, à cause de sa causticité ou incorporé à des poudres inertes. et que la courte durée de son action antiseptique a été prouvée par Münnich, son usage n'est pas généralisé.

Thiersh a voulu substituer l'acide salicyclique à l'acide phénique. Mais son action antiseptique était très-faible, et, de plus, son peu de solubilité dans l'eau en rendait l'emploi plus difficile et l'action incertaine. Esmarch, Neüdorfer, en sont les plus chauds partisans, et ce dernier propose d'en saupoudrer les plaies et de maintenir le tout avec du coton salicylé et un bandage triangulaire. Thiersh se servait aussi d'acide salicylique mélangé à trois parties d'amidon. Neüdorfer prépare également une poudre à base d'acide salicylique associé à du sucre. Cette poudre est destinée à former une croûte sous laquelle, à l'abri des germes, la plaie doit marcher rapidement vers la cicatrisation.

Beau recouvre la surface des plaies d'une forte couche d'un mélange de charbon, 4 pour 1 de coaltar saponiné, conservé dans un flacon bien bouché.

Plus récemment, Scherwell (2) enferme les moignons dans un sac de charbon finement pulvérisé, en imbibant la couche externe d'un liquide antiseptique. Ce pansement pourrait être appliqué en campagne. Sarrazin enduit la plaie de goudron et recouvre le tout de plusieurs couches de coton.

(1) Mac Cormac, *Antiseptic Surgery*.
(2) Scherwell, *New-York med. Journal:* de la Poudre de charbon.

Verneuil laisse la plaie largement ouverte et la recouvre de petits carrés de mousseline trempés dans de l'eau phéniquée faible. Bidder recouvre la mousseline phéniquée humide appliquée sur la plaie d'une épaisse couche d'ouate salicylée.

L'acide benzoïque, le tannin, le chlorure de sodium, le permanganate de potasse, le chloral, etc., ont été employés aussi comme antiseptiques. Dernièrement, Fischer, de Strasbourg, a employé la naphtaline ; Ranke a substitué pendant quatre ans le thymol au phénol dans la gaze du pansement de Lister, et prétend en avoir eu d'excellents résultats.

Neuber vante le pansement rare employé à Kiel, et qui se compose de deux sachets de gaze remplis de poussière de tourbe, dont on entoure la plaie et qu'on fixe au moyen de bandes de gaze. D'après lui, les excellents résultats obtenus s'expliquent parce que la tourbe absorbe avec énergie les sécrétions des plaies. On a aussi essayé la sciure de bois, le tan, la cendre, le son, l'écorce de chêne, et toutes ces substances sont bonnes pour les pansements. Mais, de toutes, celle qui eut le plus de vogue est sans contredit l'iodoforme.

König (1), à ce propos, écrivait que, « depuis la vulgarisation de la pratique de Lister, aucune innovation dans le traitement des plaies n'avait eu l'importance ou une importance approchant de celle que Mösetig avait introduite, en employant l'iodoforme comme antiseptique. La technique du pansement antiseptique, ajoute-t-il, se trouve de la sorte tellement simplifiée, et les pansements antiseptiques tombent à si bon marché, que tout chirurgien pourra désormais faire bénéficier ses malades de la méthode antiseptique. »

Et l'on comprendra facilement l'enthousiasme de Moleschott s'écriant : «Malgré quelques ombres, je prédis à l'iodoforme le plus grand avenir », en jetant les yeux sur les résultats obtenus tout d'abord par Billroth à Vienne, Hötmann à Königsberg, Rosembach à Berlin, dans les circonstances les plus différentes et dans les cas les plus variés. Ce

(1) König, *du Traitement antiseptique des plaies.*

qui le distinguait de tous les autres, c'était l'extrême simplicité de son emploi. En 1879, Mösetig n'employait que la forme cristalline pour le pansement des plaies ; puis on l'employait sous forme de poudre dont on saupoudrait la plaie, de bâtons qu'on introduisait dans les cavités profondes, de solution éthérée, et enfin on recouvrait le tout d'une gaze iodoformée, avec un manchon en coton hydrophile pardessus.

Féréol avait prétendu qu'il faut attribuer à l'état de poudre les propriétés cicatrisantes de l'iodoforme. « L'iodoforme est une poudre composée de cristaux très-petits, à angles aigus très-vifs. Il paraît impossible, à première vue, que cette disposition ne soit pour quelque chose dans l'action siccative et excitante qu'exerce le médicament à la surface des plaies. » Pour Petiteau, il sèche les plaies étant en poudre, et les excite par l'iode qu'il contient.

Les premiers essais donnèrent des résultats surprenants, mais les chirurgiens qui l'avaient le plus exalté furent amèrement déçus. Bon nombre de cas d'intoxication suivis de mort ont été relatés. Mösetig fait mention de deux cas survenus à Vienne dans la clinique de Billroth, et de deux autres observés à Breslau dans la clinique de Fischer.

A partir de ce jour, nous dit Schède, « l'enthousiasme des premiers jours s'est évanoui en fumée. »

L'expérience faite avec l'iodoforme avait démontré que des antiseptiques solides introduits dans les plaies n'entravent pas la réunion immédiate, mais encore favorisent la marche aseptique des plaies. Kümmel(1), partant de ce principe, a proposé un pansement fait exclusivement avec des matières inorganiques, telles que le sable, la cendre, le coton de verre.

Le sable blanc ordinaire est calciné et mélangé avec une solution éthérée de sublimé, dans la proportion de 1 p. 1000, et 10 grammes de sublimé dissous dans 200 d'éther suffisent pour préparer 10 kil. de

(1) Kümmel, *Langenbeck's Archiv.*

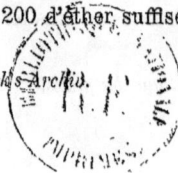

sable. On en fait de même pour la cendre, le coton de verre. On saupoudre les plaies ou l'on en remplit les cavités avec ces pansements inorganiques, et on recouvre le tout avec des bandes de gaze. Ce premier pansement reste, presque sans exception, jusqu'à la guérison présumée des plaies. Les essais ont été très-satisfaisants dans le service de Scheede, car on n'a plus observé de maladies traumatiques infectieuses dans les plaies recouvertes d'un pansement inorganique, quoique auparavant elles se soient montrées d'une manière effrayante.

Les matériaux du pansement de Lister devaient, eux aussi, subir de nombreuses modifications. A l'engourdissement des mains, au picotement incommode pouvant altérer l'habileté du chirurgien, que lui reproche M. Demarquay, il faudrait joindre des inconvénients plus sérieux, signalés par MM. Trélat, Le Fort, Le Dentu, Rochard, Pozzi, tels que ceux d'empêcher la coagulation du sang et de favoriser les hémorrhagies.

Pour M. Perrin et M. Pasteur (1) lui-même, le spray serait insuffisant pour détruire les germes; mais ce serait la base essentielle de la méthode antiseptique pour Mac-Cormac, Nüsbaum, Lucas-Championnière. En chirurgie d'armée, il est facile de comprendre que son usage devait être très-limité, et nous voyons en effet tous les congrès de chirurgie en réclamer l'abandon définitif.

La gaze avait été adoptée comme la matière la plus propre à se laisser imprégner par le mélange antiseptique. Lister fut obligé de recourir à la résine et à la paraffine comme agents fixateurs, pour faire un pansement sec. Ces substances fixatives sont irritantes, le prix de la gaze est élevé et sa préparation difficile. Brüns (2) a songé à donner au mélange de Lister une composition plus simple, moins onéreuse et d'un principe actif plus riche. Brüns emploie toujours l'acide phénique; mais, comme agent fixateur, il emploie la colophane additionnée

(1) Pasteur, *Compte rendu de l'Académie de médecine.*
(2) Brüns, *Langenbeck's Archiv.*

d'huile de ricin : la colophane fixe l'acide phénique, et l'huile de ricin sert à empêcher que le mélange, d'abord sirupeux, ne se durcisse en vieillissant. On peut, dit-il, remplacer l'huile de ricin par la glycérine ou la stéarine.

La gaze de Brüns contient de 8 à 9 p. 100 d'acide phénique et peut, étant comprimée, se conserver inaltérable durant de longs mois. Elle a été expérimentée dans la clinique de Turbinger, et les résultats ont été les mêmes qu'avec la gaze de Lister : elle est plus molle et plus souple que cette dernière, et, appliquée sur les peaux les plus douces et les plus sensibles, on ne constate pas les érythèmes et les eczémas auxquels avait habitué la gaze de Lister; de plus, elle revient moins cher, ce qu'il faut considérer, surtout quand on l'envisage au point de vue de la chirurgie d'armée.

En même temps qu'il présentait sa gaze phéniquée et qu'il en démontrait les avantages, nous lisons dans la *Revue de Langenbeck* que Brüns s'est occupé de son pansement surtout au point de vue de la chirurgie de guerre. « Après de nombreuses recherches, nous dit-il, j'ai réussi à obtenir que le mélange ci-dessus mentionné (c'est-à-dire acide phénique, colophane, huile de ricin, glycérine ou stéarine) fût assez concentré pour être emporté sous un petit volume. Il est sous forme d'extrait, possède une certaine consistance et peut être dissous dans un alcool. La préparation de la gaze consiste donc à la tremper dans ce mélange et à l'imprégner de cette solution. Cet extrait peut être apporté dans les voitures d'ambulance enfermé dans des bouteilles ou des boîtes de conserves, car il occupe très-peu de place.

L'alcool peut aussi être apporté dans un petit baril, et a l'avantage de pouvoir en cas d'urgence remplacer l'acide phénique. D'après moi, continue-t-il, les ambulances et les hôpitaux de champ peuvent, pendant l'action, se procurer facilement l'alcool. »

Les pièces du pansement de Lister sont trop compliquées ou trop coûteuses; leur application demande trop de temps; elle exige des conditions qu'il n'est pas possible de réaliser en temps de guerre. Tout en reconnaissant l'excellence de la méthode, les chirurgiens ont cherché quelque chose de plus simple. L'usage exclusif de la gaze et de la tarlatane ne paraît point répondre à toutes ces indications, surtout quand il en faut des couches épaisses ou quand on a besoin de tampons occlusifs et absorbants; il en est de même du lint, employé dans certains cas par Lister lui-même; de la jute, qui a officiellement remplacé la charpie dans l'armée allemande. Le coton hydrophile est trop cher. Quelle était donc la matière destinée à remplacer tous ces objets de pansement? De nouveaux matériaux ont été proposés, de nouvelles méthodes préconisées. L'Allemagne ouvre toujours la marche. Je ne veux citer que pour mémoire le pansement à la tourbe, qui offre une certaine valeur, par suite de sa grande faculté d'absorption, mais qui est d'une application sale et difficile. Neuber (1), à Kiel, a obtenu avec lui d'excellents résultats.

Ce qui faisait la valeur de ce pansement, c'est, ai-je dit, sa grande faculté d'absorption pour les liquides, qualité due à la structure bien conservée des sphaignes, dont la tourbe est principalement composée. Hagedorn, de Magdebourg, est parti de ce principe pour essayer le pansement à la mousse, qui peut absorber encore plus de liquides que la tourbe. La sphaigne des marais se trouve en masse considérable dans les forêts humides. Hagedorn la fait éplucher, sécher à une température de 105 à 110° centigrades, et, sans autre désinfection, en fait aussitôt des coussins de diverses formes et grandeurs en gaze serrée, pour que le contenu n'en sorte pas et que les pointes de la mousse n'irritent pas la peau.

Il place sur la plaie une couche de gaze sublimée; puis, par-dessus, un petit coussin de mousse, qui recouvre exactement la plaie et la comprime; par-dessus, un grand coussin de mousse analogue au pansement à la gaze de Lister. Le tout est maintenu avec des bandes de gaze fortement serrées. On n'introduit pas d'imperméable dans le pansement; ce n'est donc pas un pansement occlusif: il laisse libre accès à l'air. Hagedorn (2) dit que, dans les huit mois pendant lesquels il

(1) Neuber, *Archiv. f. Klin. Chir.*, 1881.
(2) Hagedorn, *Revue mensuelle de chirurgie*.

l'a expérimenté, il avait obtenu des résultats comme il n'en avait jamais eus, dans les dix ans où il procédait strictement d'après Lister. Il le recommande pour la chirurgie d'armée, parce qu'il se prête très-bien aux pansements rares, puisqu'il absorbe beaucoup de sécrétions et les laisse de nouveau évaporer et dessécher par l'air qui traverse le pansement.

Le 18 avril 1884, au Congrès des chirurgiens allemands, Paul Brüns (1) vint proposer un nouveau mode de pansement : le pansement à la laine et à la ouate de bois. La technique de ce pansement est la même que celle du pansement à la tourbe et à la mousse dont j'ai parlé plus haut. On place sur la blessure une couche de laine de verre, pour empêcher l'adhérence du pansement aux lèvres de la plaie. Cette laine de verre offre sur le protective l'avantage de faire couler facilement les liquides sécrétés, tandis que le protective entretient toujours autour de la plaie une atmosphère humide. Par-dessus, on fixe d'abord un petit coussin de laine de bois, puis un second grand coussin, qui recouvre largement la blessure. Le tout est solidement retenu par des bandes de gaze fortement serrées. L'élasticité de la laine de bois permet de serrer fortement les bandes sans crainte de compression. On a fait aussi une ouate de bois en mélangeant à la laine de bois à peu près un vingtième de coton.

Nous voyons, par l'absence d'imperméable, que le principe de ce pansement est le même que celui du pansement à la mousse; il laisse libre accès à l'entrée de l'air : ce n'est donc pas un pansement occlusif.

Ce pansement reste appliqué deux, trois semaines, sans qu'on y touche. « J'ai eu à peine besoin, dans un seul cas, de le renouveler après la première semaine. » Dans les deux ou trois premiers jours, le pansement devient humide à l'extérieur ; comme la sécrétion cesse d'ordinaire après ce temps, on n'a pas toujours besoin de changer aussitôt le pansement. On l'humecte avec une solution de sublimé et on y

(1) Brüns, *Langenbeck's Archiv*, 1884.

3

ajoute un nouveau coussin. La guérison arrive rapidement : l'air qui traverse le pansement fait évaporer les parties liquides des sécrétions ; celui-ci devient raide par la dessiccation, et la plaie reste toujours propre et sèche.

Quels avantages présente-t-il sur le pansement de Lister ? On sait que toutes les modifications apportées dans ce pansement ont eu pour but de le simplifier, de le rendre moins onéreux, sans pourtant toucher au principe de l'antisepsie. Le pansement à la laine de bois peut, avec la tourbe et la mousse, avoir la prétention d'avoir introduit dans le pansement de Lister un principe antiseptique nouveau, qui n'avait jusqu'ici été employé que dans des cas isolés, et dont on avait toujours eu d'excellents résultats : je veux parler de la dessiccation des sécrétions, à laquelle Brüns donne le nom de pansement sec. On sait que la concentration des liquides sécrétés nuit au développement des organismes inférieurs ; la dessiccation complète est donc le plus sûr moyen de les détruire.

Ces trois modes de pansement ont résolu la question d'après lui. Ils dessèchent rapidement les sécrétions, en évitant le danger de former des croûtes sur la plaie. Pour obtenir ce résultat, il exige deux conditions : d'abord de recouvrir la plaie d'une épaisse couche de laine de bois, capable de tout absorber, et d'éviter ensuite dans le pansement toute couche imperméable, supprimant ainsi le protective qui empêche le libre accès de l'air. Comme je l'ai dit plus haut, l'air traverse librement le pansement, fait évaporer les liquides, et ce pansement peut rester jusqu'à complète guérison et devenir ainsi un pansement définitif.

Brüns remplace l'acide phénique, trop volatil, par un antiseptique plus fixe, le sublimé ; mais telle est sa confiance dans les résultats obtenus par la dessiccation, qu'on peut, dit-il, laisser de côté complétement le sublimé et employer la tourbe, la mousse et la laine de bois sans préparation. Cependant, quoique la laine de bois possède des qualités antiseptiques naturelles, puisqu'elle renferme de la résine, il ne renonce pas à l'imprégner de sublimé, parce que, dans les cas où la sécrétion est trop abondante et retardée, le sublimé la conserve néanmoins aseptique. Il n'a, avec le sublimé, observé aucun cas d'intoxication, même avec des solutions un peu fortes.

Brüns donne les résultats qu'il a obtenus avec ce pansement et termine en disant que, comme en paix on se prépare à la guerre, il croit que ce pansement peut rendre de grands services à la chirurgie d'armée, à cause de sa simplicité. Du reste, Port en Allemagne, Lister et Longmoore en Angleterre, se sont déjà prononcés en faveur du pansement à la laine de bois sublimée.

Dans la séance du 1ᵉʳ juillet de la Société de chirurgie, M. Lucas-Championnière (1) disait que depuis quatre mois il avait fait presque toutes ses grandes opérations avec une substance nouvelle fort préconisée en Allemagne : la laine de bois. Je viens de raconter longuement toutes les qualités que présentait ce pansement, qualités qui l'avaient fait employer exclusivement par Brüns. M. Lucas-Championnière a obtenu d'excellents résultats avec ce nouveau pansement, ce qui ne fait que confirmer ceux qu'en avait obtenus Brüns en 1883 et 1884.

Ce qui nous frappe surtout dans les avantages que présente ce pansement, c'est que c'est un pansement rare, puisque nous avons vu Brüns laisser la plaie deux ou trois semaines sans le défaire ; M. Lucas-Championnière lui-même retarde le pansement jusqu'au huitième jour. Or, en chirurgie d'armée, les pansement rares sont de rigueur. Les chirurgiens des ambulances et des hôpitaux, où l'air est toujours plus ou moins altéré par le grand nombre des malades, où la température est souvent froide, l'atmosphère agitée, doivent apporter le plus grand soin à ne pas laisser les plaies trop longtemps et trop souvent découvertes.

Les pansements rares ont l'avantage de laisser les malades dans le repos dont ils ont besoin, d'éviter l'irritation des plaies et la déchirure de leurs bords, de les exposer moins souvent au contact de l'air

(1) Lucas-Championnière, Société de chirurgie, 1885.

et de les laisser plus longtemps sous l'influence des topiques médicamenteux.

Le pansement à la laine de bois peut rendre de très-grands services
dans la chirurgie de guerre ; car, outre qu'il est bien moins coûteux
que le pansement à la gaze, son application est facile et peut se faire
rapidement. Mais nous nous rallions complétement à M. Chauvel, qui
lui oppose le pansement à l'étoupe préparée de Weber et Thomas,
qui, tout en offrant les mêmes avantages que la laine de bois, coûte
encore moins cher.

Nous parlerons tout à l'heure, à propos des paquets antiseptiques,
de l'étoupe préparée que M. Chauvel vient d'opposer aux divers pansements proposés pour la chirurgie d'armée. Nous verrons que, pour
la chirurgie de guerre, elle remplit tous les desiderata sur lesquels
on a souvent appelé l'attention à propos de la chirurgie antiseptique.

Voyons maintenant si les divers modes de pansement que nous
venons de passer en revue, et dont les succès ont été signalés dans les
cliniques hospitalières, sont appréciables en chirurgie d'armée. Nous
parlerons en outre de quelques pansements que la chirurgie de guerre
avait spécialisés, tels que le pansement à l'eau, à l'air, à l'alcool.

L'indication essentielle dans le traitement des plaies serait de placer
le blessé dans les meilleures conditions hygiéniques, loin de tout milieu septique et à l'abri de l'encombrement. Mais, avec les terribles
moyens de destruction que l'on possède aujourd'hui dans l'art de la
guerre, on ne peut empêcher cet entassement forcé des malades dans
des locaux mal disposés et trop petits pour les recevoir. Contre l'encombrement, le chirurgien semble ne pouvoir rien faire ; aussi doit-il
rechercher par des pansements appropriés à combattre les influences
fâcheuses du milieu dans lequel se trouvent les blessés. Inutile de
dire que, dans le choix du pansement, ce qui doit le guider, c'est la
rapidité et la facilité d'application ; tous les pansements qui néces-
sitent un appareil spécial suivant le membre ou la partie blessée ne
peuvent être utilisés.

L'eau a été employée en chirurgie depuis les temps les plus reculés, mais ce n'est que depuis les campagnes de la République et de l'Empire, à l'instigation de Larrey et Percy (1), que son usage en est devenu journalier. C'est le mode de traitement le plus simple, et dont les éléments se trouvent partout. Percy aurait abandonné la chirurgie d'armée si on lui avait interdit l'usage de l'eau. Avec Larrey, pendant la campagne d'Égypte, l'usage de l'eau pour le pansement des plaies devint réglementaire. Lombard dit qu'il est utile, lors du développement de l'inflammation consécutive aux plaies contuses, de réitérer souvent l'application de l'eau pour prévenir la chaleur et le desséchement. « L'eau, à la température ordinaire, a dit Bégin (2), est le meilleur des topiques dont on puisse d'abord faire usage »; Scrive a largement employé ce mode de pansement en Crimée; « l'eau à la température actuelle est le meilleur des topiques », dit M. Legoüest.

Les fomentations fraîches, d'après M. Gaujot, entretiennent une fraîcheur favorable, empêchent la température de s'élever. Longmoore recommande le lint mouillé avec l'eau fraîche. Pour prévenir l'évaporation, il emploie la soie huilée, la gutta-percha ou une toile cirée.

L'irrigation froide ou tiède donne d'excellents résultats, mais son application est difficile en campagne; on peut en dire autant de l'immersion, qui n'est applicable que pour le membre supérieur.

Arrivons maintenant au pansement ouaté. Ce pansement rentre dans la catégorie des pansements rares, mais il constitue un pansement particulier, répondant à une indication spéciale, que les chirurgiens n'avaient jamais eue en vue.

Guérin (3) a employé la ouate comme moyen de filtration de l'air. Dès 1845, Shrœder et Dush avaient déclaré qu'une infusion bouillante, mise en contact avec l'air filtré à travers une lame de coton, ne se putréfiait pas et ne produisait aucune forme vivante.

(1) Larrey, *loc. cit.*
(2) Bégin, *du Pansement à l'eau*.
(3) A. Guérin, *du Pansement ouaté*.

En recouvrant les plaies d'une couche épaisse d'ouate, Guérin en a utilisé le pouvoir filtrant pour débarrasser l'air des germes qui s'y trouvent en si grande abondance. Dès lors, cet air ne peut arriver que pur sur la plaie, dont les sécrétions deviennent ainsi impropres à subir la putréfaction.

C'est aussi le principe de la nocuité des corpuscules de l'air qui a donné naissance au pansement de Lister. Le résultat est le même, quoique les procédés diffèrent. Le pansement à l'ouate empêche les germes d'arriver au contact de la plaie; celui de Lister les détruit.

Pour M. Guérin, la filtration de l'air est la base théorique de son pansement, base qui n'a pas rallié les suffrages de tous les chirurgiens.

Les uns, observant que, malgré la présence de vibrions sous la ouate, les plaies avaient bien souvent bon aspect, ne voient dans le bandage ouaté qu'une des formes du pansement rare et refusent toute influence délétère à ces organismes.

Pour M. Gosselin (1), il agit de deux façons. « Tantôt il empêche l'arrivée ou le contact des ferments atmosphériques sur la plaie, en même temps qu'il modère le travail inflammatoire précurseur de la suppuration par sa compression douce et permanente; tantôt il ne s'oppose pas à l'entrée, soit immédiate, soit tardive, de ces mêmes ferments; mais, par cela même qu'il modère le travail inflammatoire, il fait naître des produits dont la fermentation n'est pas dangereuse pour l'économie. »

Pasteur (2), de son côté, admettant l'existence des germes sur la plaie et dans la ouate, pense qu'agissant par porosité elle modifie la proportion d'eau contenue dans le pus.— Celui-ci se concentre; or les ferments ne peuvent pas se développer dans les liquides concentrés: les germes aériens restent donc inactifs, indifférents, dans le pus phlegmoneux, épais, formé sous le pansement de Guérin.

(1) Gosselin, *Comptes rendus de l'Académie des sciences*, 1874.
(2) Pasteur, *loc. cit.*

C'est pendant le siége de Paris qu'a été inauguré ce pansement, dans les conditions les plus désastreuses, au moment où la population était décimée par la faim et les maladies de toute sorte. Les résultats obtenus ont été brillants, si on les compare à ceux qu'ont donnés dans les autres services les pansements ordinaires.

Sans vouloir entrer dans une discussion qui est en dehors de mon sujet, et passer en revue les principales objections qui lui ont été adressées, telles que l'odeur désagréable qu'il dégage, le retard qu'il apporte dans la chute des fils à ligature, les fusées purulentes, les lymphites, les abcès qui se produisent, etc., j'arriverai à l'objection principale et spéciale au point de vue de la chirurgie d'armée, c'est-à-dire à la difficulté d'approvisionner les ambulances d'une quantité suffisante de ouate pour assurer le pansement des blessés sur un champ de bataille.

Cette objection est de la plus haute importance, si l'on songe aux effrayants moyens de destruction que l'on possède et aux masses d'hommes que la stratégie militaire met en présence.

Dans une séance du Congrès français de chirurgie, le professeur Bousquet, après avoir rendu hommage à tous les avantages que présente le pansement ouaté dans un service hospitalier, le trouve complétement inapplicable sur le champ de bataille.

Pour un bon chirurgien militaire, un bon pansement doit être facilement transportable et facilement applicable.

La ouate comprimée des voitures d'ambulance, en quantité d'ailleurs insignifiante, est en petites masses cuboïdes de 22 centimètres de long, 11 de large, 11 d'épaisseur, et du poids de 500 grammes. Quelques points piqués en ficelle la retiennent sous cette forme.

La ouate dégagée de ces points de piqûre récupère facilement son élasticité par l'étalage et le battage. Mais tout cela demande du temps et ne peut être convenablement fait qu'à l'hôpital divisionnaire, et non pas en première ligne.

De plus, entassée dans les magasins, elle se couvre rapidement de champignons et devient par conséquent impropre à tout usage chirurgical. M. Vedrènes (1) recommande, pour conserver à la ouate la permanence de ses qualités essentielles, de la porter à une température de 120°; et, avec cette ouate ainsi purifiée, de confectionner de petits ballots du poids de 500 grammes, où la ouate serait roulée et tassée à la main et entourée d'une étoffe imperméable. Cette étoffe met certainement la ouate à l'abri des impuretés et de l'humidité de l'air, des manipulations directes, du contact des objets malpropres, des exhalaisons gazeuses malfaisantes; mais ces ballots méritent encore le reproche de trop comprimer la ouate et d'obliger le chirurgien à l'étaler et à la battre avant d'appliquer le pansement, pour lui faire recouvrer ses propriétés.

Le pansement à la ouate, qui a donné de si heureux résultats dans les cliniques, peut être utilisé dans les hôpitaux de campagne. C'est le meilleur qu'on puisse appliquer à la chirurgie d'armée, mais c'est aussi le plus impraticable; car, outre la difficulté d'approvisionnement pour le champ de bataille, il demande un temps trop long dans son application, des mains exercées et des efforts musculaires que le chirurgien ne peut trop souvent répéter.

Quant au pansement à l'alcool, il a été et est encore beaucoup employé dans la chirurgie d'armée. L'alcool, en effet, diminue la quantité de la suppuration. Le fait dominant qui résulte de son emploi, c'est l'absence de réaction locale et le peu de réaction générale qu'il produit. Il trouve son application dans les premières périodes du traitement, lorsqu'on a à craindre la fièvre traumatique et les accidents septiques et infectieux qui compliquent la suppuration. Le professeur Chauvel (2) n'en est point partisan, car sa trop grande combustibilité le rend dangereux entre des mains peu exercées; de plus, contenant en solution des substances nuisibles, il peut, bu par les infirmiers, produire chez eux des désordres mortels.

Je ne parlerai que pour mémoire du pansement à l'air libre, où les

(1) Védrènes, *du Pansement ouaté.*
(2) Chauvel, *Dictionnaire encyclopédique.*

plaies largement béantes sont exposées à tous les germes morbides transportés par un air infecté. Ce pansement semble un défi porté à toutes les expériences de Pasteur et à la théorie qui place dans le milieu extérieur la cause de tous les accidents infectieux. Bien téméraire serait le chirurgien qui oserait abandonner une plaie sans protection aucune, dans un milieu chargé de germes.

Je terminerai l'exposé des pansements employés en chirurgie d'armée par ce que les Allemands appellent le Lister modifié. Pour que la méthode de Lister fût applicable en temps de guerre, il faudrait que les ambulances ne fussent pas trop loin du champ de bataille et qu'on pût disposer de nombreux moyens de transport, ce qui est impossible avec les nombreuses causes de destruction que l'on possède aujourd'hui, et qui font arriver aux ambulances d'innombrables blessés, à qui les chirurgiens doivent des soins immédiats. Or on a utilisé le principe du pansement de Lister en le simplifiant et en se servant de l'acide phénique sous toutes ses formes ; car, dit Trélat, « il ne faut pas se hâter de dire que les manœuvres de Lister sont sans portée, et refuser de combattre l'influence miasmatique, encore moins la nier. » Aussi les nombreuses modifications qu'on a apportées à ce système ont-elles rendu son usage possible dans la chirurgie d'armée. MM. Boudet et Monod disent avoir vu en Roumanie un chirurgien prussien employer le Lister modifié. « Quelle que soit la plaie, contuse ou non, ancienne ou de fraîche date, avec ou sans suppuration, ils appliquent dessus un carré de plusieurs doubles de gaze Lister, ou plus souvent un paquet d'ouate végétale appelée jute, et qui a séjourné 24 heures heures dans l'acide phénique. Ce pansement reste appliqué jusqu'à la guérison complète. » A Grivitza, où l'on faisait des pansements avec des morceaux de tarlatane trempés dans une solution de 1 p. 100 d'acide phénique, sans pulvérisation, sans mackintosh, sans protective, on n'a eu à constater aucun cas d'infection purulente, et aussi bien qu'avec le Lister complet on a obtenu des réunions immédiates dans la plupart des cas.

4

DEUXIÈME PARTIE

———

Si l'on se rappelle toutes les précautions minutieuses que réclame l'application méthodique du pansement du chirurgien écossais, on se demande avec raison si l'on peut jamais faire profiter les blessés du champ de bataille de l'antisepsie.

« En effet, dit Mac Cormac (1), quiconque a vu, après une grande bataille, le triste spectacle de l'accumulation des blessés emplissant de la cave au grenier les habitations voisines du lieu du combat; qui a vu dans les fossés de malheureux blessés restant deux ou trois jours sans aucune assistance; la confusion, la presse dans le service des ambulances; l'absence fréquente de ressources chirurgicales dans les points où elles seraient indispensables, celui-là peut se demander si l'idée de l'antisepsie en campagne n'est pas un rêve que l'on caresse. »

« D'autre part, comme le fait remarquer Milladew (2), pour qui sait l'extrême propreté que Lister exige dans la pratique de son pansement, comment concilier cette propreté avec les conditions du combat? Les hommes sont couverts de sueur, de poussière; ils couchent dans des lits de vase et de boue; blessés, ils restent pendant des heures, parfois même des jours, exposés aux influences les plus nocives. Peut-on exiger des brancardiers, des chirurgiens, une propreté minutieuse dans de semblables conditions? Comment assurer un matériel antiseptique suffisant pour parer aux exigences d'un grand nombre de blessures? Si le pansement doit être antiseptique d'emblée, est-il possible

(1) Mac Cormac, *loc. cit.*
(2) Milladew, *Chirurgie de guerre.*

de songer à une application si longue et si délicate sous le feu de l'ennemi ? »

Et cependant le problème semble résolu aujourd'hui, et l'on peut dire avec Esmarch « La chirurgie sur le champ de bataille doit être antiseptique. »

Une armée en campagne est exposée à se trouver dans les circonstances les plus imprévues. Une action peut s'engager à toute heure du jour et de la nuit, au milieu d'embarras et d'obstacles de toute nature. Dans ce milieu exposé au feu de l'ennemi, les blessés ne peuvent recevoir un traitement complet et méthodique. Aussi y a-t-il dans toutes les armées des chirurgiens chargés d'exécuter en première ligne un pansement provisoire. C'est en 1792, à l'armée du Rhin, que le chirurgien-major Larrey inventa les ambulances volantes, qui avaient pour mission d'enlever les blessés au milieu de l'action, sous le feu de l'ennemi, et de les préserver par conséquent autant que possible de cette terrible conséquence des blessures, l'hémorrhagie, qui provoque si souvent la mort.

Anciennement on n'examinait les blessés qu'à la fin d'une bataille. Alors seulement on les relevait, de manière à leur venir en aide et à les secourir. La création des ambulances volantes avait donc pour but de les sauver des hémorrhagies mortelles et d'assurer autant que possible leur conservation.

Le premier pansement est d'une grande importance au point de vue des heureuses conséquences qu'il a sur la marche ultérieure des plaies ; car, si l'on vient à considérer l'épouvantable mortalité dans les hôpitaux et les ambulances, on voit que les décès sont de deux sortes :

1° Les uns sont la conséquence nécessaire de la blessure qui intéresse des organes nécessaires à la vie : cerveau, cœur, etc. 2° Les autres sont la conséquence de complications multiples des organes indispensables à la vie : septicémie, pyohémie, etc. En outre, il n'est pas sans exercer un excellent effet moral sur les soldats, qui savent qu'ils seront secourus au moment où ils tomberont.

Sur le champ de bataille, à moins d'urgence, le chirurgien ne doit pas faire un pansement définitif; « il ne doit pas, nous dit Legoüest (1), songer à pratiquer, séance tenante, des opérations de quelque durée ; il ne pourrait le faire sans imprudence et sans s'exposer à les laisser inachevées. Il se bornera à remplir les indications les plus urgentes, telles qu'arrêter une hémorrhagie par la compression ou le tamponnement, en réservant la ligature pour les cas d'absolue nécessité ; achever l'ablation d'un membre presque détaché du corps par un gros projectile, fermer une plaie pénétrante, etc. »

Longmoore (2), dans son Traité des blessures de guerre, parle longuement du rôle du médecin sur le champ de bataille. Les Anglais s'occupent surtout de l'état général du blessé. Quand il y a eu commotion, si le blessé a perdu beaucoup de sang, s'il est débilité par les fatigues, l'abstinence, les chirurgiens anglais le réconfortent légèrement avec de l'extrait de viande.

Heyfelder (3) partage à peu près les mêmes idées : « Chez les blessés exsangues, épuisés, mourant de soif, la règle de faire boire avant l'intervention de tout secours chirurgical ou médical a la valeur d'un axiome. »

MM. Legoüest et Gaujot recommandent le pansement à l'eau fraîche pour protéger les plaies contre les influences mécaniques ou atmosphériques. Longmoore emploi du lint ou un tampon de charpie imbibé d'eau ou d'acide phénique. Une cravate ordinaire ou un mouchoir de poche peuvent suffire à protéger la plaie.

Wyatt dit avoir vu employer sous les murs de Paris, pendant la dernière guerre, de la charpie trempée dans un mélange de glycérine et d'eau ; la glycérine empêchait l'adhérence du pansement.

Sir Wolseley pense que l'huile Rangoon (huile minérale contenant de la paraffine), qui sert au graissage du fusil, et dont tout soldat est porteur, pourrait être phéniquée et qu'on pourrait apprendre aux hommes à en enduire le *first field dressing*, qu'ils appliqueraient eux-

(1) Legoüest, *Chirurgie d'armée*.
(2) Longmoore, *des Blessures de guerre*.
(3) Heyfelder, *Soins à donner aux blessés*.

mêmes quand ils seraient blessés. Récemment sir Wolseley a prouvé que l'huile Rangoon était assez antiseptique par elle-même pour ne pas avoir besoin d'addition d'acide phénique.

Ces faits, rapportés par Pirogoff, Cammerer, Pinkerton, Unterberger, Watrazewski, montrent la supériorité de la méthode antiseptique immédiate sur toutes les autres. Les statistiques de Bergmann, Reyher, Cammerer, prouvent que chaque fois que des tentatives ont été faites, l'entreprise a immédiatement produit les résultats les plus heureux.

Dans les guerres de Crimée, d'Italie, de France, on put constater une épouvantable mortalité. Quelle différence avec les statistiques de la guerre turco-russe, où Rayher et Bergmann ont employé l'antisepsie immédiate !

Voici les résultats de Rayher (1).

Coups de feu pénétrants des grandes articulations. Avec le traitement antiseptique primitif, nous avons, sur 46 blessés, 6 morts, ce qui nous donne une mortalité de 13 pour 100.

Traitement antiseptique secondaire. 78 blessés, 48 décès : d'où mortalité de 61,5 pour 100.

Conservation sans antisepsie. 62 blessés, 48 décès : mortalité, 77,4 pour 100.

Coups de feu du genou.

Traitement antiseptique primitif. Blessés, 18 ; décès, 3 : mortalité, 16 pour 100. Traitement antiseptique secondaire. Blessés, 40 ; décès, 34 : mortalité, 85 pour 100.

Fractures par coups de feu.

Antisepsie primitive. Blessés, 22 ; décès, 4 : mortalité, 18 pour 100. Sans antisepsie. Blessés, 65 ; décès, 23 : mortalité, 35,3 pour 100.

Les succès ont été pareils dans les résections primaires antiseptiques par coups de feu :

(1) Rayher, *Sammlung Klin. Vortrage*, 1878.

	Blessures	Décès.
Épaule	5	»
Coude	9	1
Poignet	2	».
Cou-de-pied	2	1
	18 blessés.	2 décès.

Les résultats de Bergmann (1) ne sont pas moins concluants.

Antisepsie primitive. 15 blessés, 1 décès. Mortalité, 6 pour 100.

Sans antisepsie : 59 blessés, 24 décès. Mortalité, 44 pour 100.

Rayher et Bergmann, et surtout le premier, se sont trouvés dans d'excellentes conditions pour bien faire l'antisepsie sur le champ de bataille. Ils étaient dans le service de la Croix-Rouge, et, par conséquent, avaient sous leurs ordres un nombreux personnel, très-bien organisé, et un matériel très-suffisant pour faire de l'antisepsie.

Pour eux, il ne suffit pas de faire l'antisepsie à l'ambulance ; une des conditions principales de réussite, c'est de la faire aussi sur le champ de bataille aussitôt que le blessé tombe. Volkmann a mis, comme dernière limite à l'application du pansement antiseptique, un intervalle de dix heures ; König dit que, si une demi-journée s'est écoulée, le pansement antiseptique ne produit plus aucun effet. Köhler va plus loin et accorde jusqu'à quatorze heures de répit ; mais alors, dit-il, il faut désinfecter très-énergiquement la plaie. Pendant les grandes chaleurs, un intervalle de huit heures est excessif.

Si l'on vient maintenant à rapprocher des résultats de Rayher, qui sauve 15 blessés sur 18 atteints au genou, les paroles que prononçait Sédillot (2), le 19 septembre 1870, à l'Académie de médecine : « Toute blessure pénétrante du genou par projectile de guerre exige l'amputation », on verra de quel côté doit pencher la balance.

Sera-t-il nécessaire pour cela d'explorer le champ de bataille, suivi

(1) Bergmann, *Deutsche militar, Zeit.* 1882.

(2) Sédillot, *Discours à l'Académie de médecine.*

d'un infirmier portant le pulvérisateur? Il est facile de comprendre qu'en temps de guerre le spray est superflu, et l'application minutieuse du pansement de Lister irréalisable sur le champ de bataille.

Dans cette méthode, il y a une question de principe et une question d'application. Tout le monde est d'accord pour la question de principe : le but du chirurgien est de rendre les plaies aseptiques.

Quand à la question d'application, c'est celle qui a le plus embarrassé les chirurgiens ; elle varie d'ailleurs avec chacun d'eux, et l'on comprend que les médecins militaires aient cherché à remplacer le pansement classique par des moyens moins encombrants, moins nombreux et moins dispendieux

Depuis longtemps déjà le spray avait été battu en brèche en France, en Angleterre, en Allemagne. « Si la désinfection de l'air par des antiseptiques en pulvérisation était une des parties fondamentales du pansement, nous désespérerions de pouvoir l'appliquer dans les conditions ordinaires de la guerre ; car, pour ne pas citer d'autres obstacles, l'air circule très-librement, souffle sur le champ de bataille, à la station de pansement et dans les tentes d'hôpital. »

C'est ainsi que s'exprimait le président Longmoore (1) dans son discours d'ouverture au dernier Congrès de Londres.

Il faut un certain temps avant que l'air ait pénétré dans une plaie en séton ; si donc sur le champ de bataille on met, au moyen d'un ou de deux tampons antiseptiques, la plaie à l'abri du contact de l'air, on pourra trouver après le transport du blessé une plaie aseptique.

Mais ici il faut renoncer à une pratique chère jadis à nos maîtres ; il ne faut pas s'empresser, comme autrefois, de sonder la blessure et d'introduire un doigt plus ou moins malpropre dans l'intérieur de la plaie. Les chirurgiens militaires du commencement du siècle estimaient qu'il valait mieux faire une exploration inutile que de s'exposer à laisser des corps étrangers dans la plaie. Dupuytren avait adopté cette pratique, contre laquelle Guthrie s'était élevé. Roux, Bégin,

---

(1) Longmoore, *Congrès de chirurgie de Londres.*

Baudens, en avaient fait un principe formel. Les chirurgiens français et les anglais s'y sont conformés en Crimée, et les allemands en ont fait de même dans les nombreuses guerres qu'ils ont soutenues depuis.

Si l'exploration était simplement utile, nous ne verrions pas grand inconvénient, dit le professeur Bousquet (1), à la pratiquer ; mais souvent elle devient dangereuse. Tant que la plaie restera aseptique, la réaction sera de peu d'importance. Il est donc de rigueur de s'abstenir d'introduire dans la plaie le doigt ou les instruments. L'exploration ainsi pratiquée ne saurait être complète, et tout le bénéfice qu'on retirera de ces manœuvres sera d'avoir fait pénétrer dans la plaie une quantité d'éléments septiques.

Nüssbaum (2) nous dit : « Le sort d'un blessé dépend presque entièrement du médecin qui soigne la plaie durant les premières heures. » A moins donc d'absolue nécessité, pas d'exploration sur le champ de bataille ; le doigt malpropre, la sonde infectée, peuvent introduire des ferments dans le fond de la plaie. L'action putride de ces ferments peut être telle, que toute l'énergie, tout le soin qu'un autre médecin apportera dans le traitement consécutif, ne pourront pas réparer les désastres dont ce premier examen est la cause.

Pour mettre donc la plaie à l'abri du contact des germes atmosphériques, tous les chirurgiens qui se sont occupés de la question ont employé divers tampons, faits avec des substances antiseptiques variées, et qu'ils appliquaient sur l'orifice ou les orifices de la plaie. Le tout était maintenu par un bandage convenable.

« Ce genre de traitement convient justement aux blessures du champ de bataille, qui sont pour la plupart dues à un projectile de petit calibre. Le petit diamètre de la plaie permet une exacte occlusion. L'énorme vitesse du projectile a pour conséquence qu'une plaie de cette nature est aussi nette que si on l'eût faite avec un cylindre bien tranchant. Pas de traces de tissus broyés ou de lambeaux ; il est

(1) Bousquet, *Dictionnaire encyclopédique.*
(2) Nüssbaum, *Pansement antiseptique d'après la méthode de Lister,* 1880.

rare que la plaie contienne des corps étrangers. La grande rapidité
du projectile déchire nettement les tissus. La plaie n'est donc qu'une
plaie par instrument tranchant, très-disposée à une réunion par première intention, pourvu que les produits de décomposition n'amènent
pas la suppuration progressive, la septicémie, l'érysipèle, et tout le
bataillon de souffrances et de dangers dont nous avons encore le sou-
venir (1). »

Nüssbaum vient de nous décrire les plaies produites par des projectiles doués d'une vitesse considérable. Les sections nettes des parties
molles sont si fréquentes, que beaucoup de chirurgiens ont obtenu
la réunion immédiate dans les plaies par armes à feu, dans ces plaies
que l'on croyait destinées fatalement à la suppuration, et dont la guérison ne s'obtenait que par la formation de bourgeons charnus. « Pendant les guerres d'Amérique (1861-1865), de Bohême (1866), franco-
allemande (1870-71), les chirurgiens, dit de Santi, habitués à voir des
suppurations abondantes à la suite des coups de feu, observèrent nombre de blessures dans lesquelles, suivant les termes de Fischer (2), la
réunion par première intention se produisait par agglutination des lèvres de la plaie, de même qu'elle se produit par leur rapprochement
dans les blessures par instruments tranchants. »

On peut voir ainsi quels résultats peut donner l'application immédiate d'un pansement antiseptique sur des blessures ainsi faites. Blair-
Brown (3) cite de nombreux cas de séton produits par des balles et gué-
ris par première intention.

Ces faits ont été observés pendant la guerre du Zululand, où les
chirurgiens anglais ont pu contrôler les résultats merveilleux que
pouvait donner le paquet antiseptique immédiatement appliqué sur
les blessures.

Tout le monde est d'accord sur un point: faire l'antisepsie sur le
champ de bataille en oblitérant les plaies à l'aide de substances anti-

(1) Nüsbaum, *op. cit.*
(2) Fischer, *Kriegschirurgie*, 1874.
(3) Blair-Brown, *Société militaire de Wolwich.*

septiques. On a beaucoup parlé, on a beaucoup écrit à l'étranger sur cette question. On s'est arrêté au système des tampons antiseptiques, en reléguant les divers pansements humides autrefois employés et en abandonnant, dans la majorité des cas, le pansement ouaté de Guérin, dont tout le monde se plaît à reconnaître les sérieux avantages, mais dont le plus grand inconvénient, en chirurgie d'armée, est la grande difficulté d'approvisionnement.

Bien des substances ont été proposées ; mais, en parcourant la longue série des paquets antiseptiques, nous verrons que la lutte s'est circonscrite entre l'acide phénique, l'acide salicylique, le chlorure de zinc, l'iodoforme et le sublimé, comme substances antiseptiques ; la ouate, la jute, la gaze, l'étoupe purifiée, comme matières de pansement ; une bande en gaze forte ou en mousseline sert à maintenir le bandage sur la plaie, et le tout est renfermé dans une substance imperméable, papier parchemin, papier goudronné, pour les uns ; feuille d'étain ou cartouche en métal, pour les autres.

Nous allons maintenant passer en revue tout ce qui s'est publié à l'étranger sur le nouveau mode de pansement, décrire les modèles les plus intéressants et les plus ingénieux du paquet antiseptique, les diverses critiques qu'on leur a opposées ; nous essayerons de les réfuter et de faire ressortir tous les avantages, non pas de l'antisepsie sur le champ de bataille, car ils sont trop évidents par eux-mêmes pour qu'il soit utile d'insister, mais les avantages du paquet antiseptique du soldat.

La méthode antiseptique a suffisamment prouvé sa puissance pendant la guerre russo-turque, pour qu'il soit de notre devoir de faire bénéficier nos blessés des bienfaits de ce pansement.

En principe, ai-je déjà dit, on a adopté les pansements secs.

Esmarch (1) a présenté son paquet antiseptique du soldat composé ainsi qu'il suit : « Il a la forme d'un parallélogramme de 0,12 centimètres de longueur, 0,09 centimètres de largeur et 0,02 centimètres d'épaisseur. Il renferme :

(1) Esmarch, *Chirurgie de guerre.*

1° Un linge triangulaire en tissu de coton, ayant un mètre de base et une épingle de sûreté ;

2° Une forte bande en gaze de 2 mètres de long et de 11 centimètres de large, plus une seconde épingle de sûreté ;

3° Deux petits paquets de jute salicylée antiseptiques, renfermés eux-mêmes dans de la gaze salicylée.

Le tout est enveloppé dans un fort papier de parchemin. Les deux paquets de jute peuvent être eux-mêmes remplacés par diverses substances susceptibles d'être imprégnées par des liquides antiseptiques.

Esmarch nous dit qu'il est arrivé à la composition de son paquet par les considérations suivantes : 1° la plupart des blessures traitées par la conservation sont des coups de feu par balle avec une ou deux ouvertures ; 2° la plupart saignent peu ou pas, et la sécrétion reste minime, si elles sont aseptiques ; 3° les blessures profondes restent aseptiques, pourvu que l'orifice le soit ; 4° un sac de jute ou de coton antiseptique mis sur la blessure fraîche forme une cicatrice qui empêche l'infection de la plaie par l'introduction de principes septiques externes ; 5° un sac de jute ou de coton salicylé conservera plus longtemps ses propriétés antiseptiques que le coton phéniqué ou autre antiseptique volatil ; 6° le papier parchemin qui les renferme empêchera l'accès à l'intérieur de toutes les saletés du dehors ; 7° pour fixer le sac antiseptique sur les plaies, on se sert de la gaze contenue dans le paquet, et qu'on humecte avec un liquide quelconque, eau, vin, alcool, bière, etc.; 8° entre la bande de gaze et le coton salicylé, il faut placer un petit morceau du papier parchemin de l'enveloppe, pour empêcher l'humidité d'arriver jusqu'au coton ; 9° le drap triangulaire peut être employé pour renforcer le bandage d'occlusion, mais il peut être employé de préférence pour immobiliser la partie blessée.

Melladew (1) emploie deux tampons d'ouate phéniquée enfermés dans un peu de gaze phéniquée ; les tampons pèsent chacun 1 gramme 50 centigrammes ; la gaze a 30 centimètres de long sur 10 de large : le

(1) Melladew, *op. cit.*

tout est renfermé dans des enveloppes de gutta-percha ou de caout-
chouc, et même trempé dans une solution de gutta-percha, de manière à rendre l'occlusion plus parfaite. Ce paquet a 12 centimètres
et demi de long sur 7 centimètres et demi de large et 1 centimètre et
demi d'épaisseur. Thiersch (1), de Leipzig, proposa l'acide salicylique
en remplacement de l'acide phénique. Il applique directement sur la
plaie une couche de ouate salicylée renfermant 3 p. 100 d'acide salicylique; il l'entoure avec une enveloppe de gutta-percha, et le tout est
maintenu par des bandes de gaze. Il a proposé ensuite un autre paquet dans lequel la jute remplaçait la ouate.

Koehler est partisan de la jute phéniquée, à cause de son bon marché.

Brüns (2) fait d'abord un petit paquet de carbonate de chaux impré-
gné de mixture phéniquée et enveloppé dans un papier goudronné;
puis il l'enferme dans 15 grammes de jute, et une bande de gaze et en-
serre le tout dans un papier paraffiné ou ciré. On peut aussi placer la
poudre antiseptique dans une boîte à part, mais on s'expose à la perdre et à ne la point retrouver au moment du besoin. Voici la composition de sa mixture: colophane 400, phénol 200, alcool 250, glycérine
150; à cette mixture, transformée en pâte, il incorpore du carbonate de
chaux dans la proportion d'une partie de mixture pour huit de carbonate, et forme ainsi une poudre renfermant 2 p. 100 de phénol.

Le paquet de Port (3) a une forme allongée et mesure 125 millim.
de long sur 75 de large. Il contient, soit deux petits papiers enfer-
mant de l'acide salicylique en poudre ou du phénate de chaux, et en-
tourés de ouate salicylée, soit deux bourres faites d'un morceau de
papier filtré, recouvertes de gaze, trempées dans une solution phéniquée et desséchées. Une bande de gaze entoure les deux tampons;
elle est recouverte elle-même d'une feuille de parchemin et d'une

(1) Thiersch, *Langenbeck's Archiv*, 1878.
(2) Brüns, *op. cit.*
(3) Port, *die Antiseptik im krieg*, 1880.

lame d'étain. Le métal est coupé en une bandelette longue, repliée
en travers, de façon que ses extrémités s'imbriquent en formant une
boîte. Enfin le tout est roulé dans un papier trempé dans une solution
alcoolique de bitume, qui, par évaporation, forme un enduit imperméable. Les deux petits paquets sont destinés aux orifices d'entrée et
de sortie ; la ouate a pour but de maintenir la poudre ; le parchemin,
divisé en deux, recouvre les tampons, et la bande soutient le tout.
Le Congrès de Fribourg, en 1883, s'est occupé de la question des
pansements en chirurgie d'armée (*Deutsche militärisch Zeitschrift*).
— Dans cette séance, Maas (1) propose comme matériaux de pansement la gaze de coton bon marché et la ouate dégraissée. Comme ces
deux substances renferment souvent de petites quantités d'ammonia-
que provenant de leur préparation, il faut les neutraliser par un peu
d'acide chlorhydrique. De plus, pour rendre ces pansements plus absorbants, il propose l'addition d'un corps hygrométrique, comme le
sel marin ou la glycérine. Il termine en réclamant des bandes de gaze
ou de mousseline pour maintenir le pansement, au lieu du bandage
triangulaire.

Küster, de Berlin, veut spécialement pour la première ligne de
secours une méthode de pansement facilement applicable et d'une
sécurité suffisante : c'est le pansement sec à l'iodoforme.

Von Lötzbeck, generalstabsarzt bavarois, préfère le sublimé en
poudre.

Nicolaï, revenant à la question et la traitant plus pratiquement, veut
que ce soit le blessé qui s'occupe lui-même de la plaie, qu'il la bande
avec le premier objet venu, sa cravate, son mouchoir. Pour lui, la
cause principale de l'infection des plaies est dans l'intervalle, souvent
très-long, qui sépare la réception de la blessure de l'application des
premiers secours. Dans les grandes batailles, cet intervalle est quelquefois de plusieurs heures ; et, si le combat s'est livré le soir, la nuit
s'écoule avant que les blessés reçoivent le premier pansement. Il pro-

(1) Maas, *Deutsche militärisch Zeitschrift*, 1883.

pose un paquet de gaze sublimée, enfermé dans une enveloppe imperméable, comprimé à la presse hydraulique et enfermé dans la doublure de la portion thoracique de la capote.

Beck (1) partage son avis.

En consultant rapidement les conclusions du Congrès de Copenhague, on voit l'abandon du spray, le remplacement du protective, du mackintosh, par du papier de soie verni (*gefirnistes Seidenpapier*), les éponges supprimées, et à leur place des tampons d'ouate enveloppés de gaze et plongés dans une solution de sublimé.

La grande majorité des chirurgiens présents a été d'avis que le soldat eût un pansement de réserve, consistant en une pièce de mousseline forte, imbibée de sublimé et enveloppée dans un carré de toile gommée imperméable.

Lühe combine la poudre antiseptique sur la plaie avec la charpie salicylée ; Laué recommande la charpie phéniquée de Münnich ; Nüssbaum emploie deux tampons de ouate salicyclée retenue par une bande. MM. Dziewonski et Fix (2) appellent l'attention sur l'emploi de l'amadou, substance douce au toucher, souple, élastique, facilement compressible et très-absorbante.

La répartition de l'acide salicylique sur l'amadou se fait régulièrement, et cette substance imbibée de cet acide fait un excellent pansement sec.

Voici, d'ailleurs, comment se composerait leur paquet :

1° Un rouleau de 5 grammes d'amadou salicylé, enfermé dans du papier parchemin ou goudronné ;

2° Une bande de 2 m. 50 et deux épingles anglaises, le tout enfermé dans une solution alcoolique de bitume.

Ce paquet aurait 10 cent. de long, 8 de large et 2 d'épaisseur. Il ne pèserait pas plus de 25 grammes. Son prix de revient serait d'environ 35 centimes. Le bandage triangulaire est supprimé ici et peut être

---

(1) Beck, *du Traitement antiseptique des plaies.*
(2) Dziewonski et Fix, *du Paquet antiseptique*, 1881.

avantageusement remplacé par le mouchoir. L'acide salicylique n'étant pas volatil, ce paquet peut être préparé à l'avance. En poursuivant leurs recherches, Dziewonski et Fix sont arrivés à faire un paquet ne mesurant que 9 cent. de long sur 4 de large et 2 de haut.

Dans un article intitulé *ein Kriegschirurgischer Vorschlag*, ou *Proposition de chirurgie d'armée*, von Lesser (1) préconise un paquet composé d'un étui renfermant une poudre antiseptique, autour duquel serait enroulée une bande de mousseline; le tout est enveloppé d'un morceau d'ouate et d'une compresse triangulaire. Le côté original de cette proposition consiste à utiliser l'étui métallique de la cartouche d'ordonnance comme étui de la poudre antiseptique.

Voici la description de ce nouveau paquet :

1° Un étui de cartouche vide, renfermant la poudre antiseptique, fermé par un bouchon de liége de 2 cent. de haut; la longueur de la cartouche ainsi bouchée mesure 8 à 9 cent.;

2° Une bande de mousseline trempée dans du blanc de baleine, de 8 cent. de large sur 4 de long, enroulée autour de l'étui;

3° Un lambeau de coton hydrophile de 1 cent. d'épaisseur, 40 cent. de long et 9 cent. de haut, enroulé autour de la base de la cartouche;

4° Un bandage triangulaire de 1 m. 40 de base et 0,90 de côté, plié en cravate, enveloppant tout le paquet et dont les coins sont fixés par des épingles de sûreté.

Le paquet entier a 10 cent. de haut et 5 cent. d'épaisseur. Le choix de l'antiseptique est encore à débattre. Cependant von Lesser conseille un mélange d'une partie d'iodoforme et de deux parties d'acide borique.

Ce modèle devait être modifié par von Lesser lui-même, au treizième Congrès des chirurgiens allemands. A la bande au blanc de baleine il substitue, comme plus commode et meilleur marché, une bande enduite de colophane, et, pour rendre le paquet impossible au mouillage dans des circonstances forcées, telles que le passage d'une rivière, il

(1) Von Lesser, *Langenbeck's Archiv*, 1882.

l'enferme, comme les saucissons de pois, dans une baudruche dont il lie les deux extrémités.

Crookshank (1), dans un article publié dans *the Lancet*, voudrait que chaque soldat fût pourvu d'une poche garnie de mackintosh ou de toute autre substance imperméable et placée dans la capote. Cette poche contiendrait une certaine quantité de lint antiseptique et quelques mètres de gaze ; enfin le tout serait complété avec un petit étui en métal, contenant de l'iodoforme. Crookshank recommande spécialement la gaze comme bandage ; car, dit-il, il y en a plusieurs mètres sous un très-petit volume et, de plus, elle se moule très-bien sur le membre sans le comprimer. Il a expérimenté ce pansement en Égypte.

Mécontent de ce premier modèle, il proposa de le remplacer par une petite boîte d'étain, du volume d'un étui à cigares, que le soldat pourrait placer sans inconvénients dans une poche de la portion thoracique de sa tunique. Cette boîte contiendrait, avec un petit tube plein d'une pommade antiseptique faite avec de l'iodoforme et de l'huile d'eucalyptus, de la gaze comprimée.

Comme conclusion principale, il réclame que chaque soldat soit son propre panseur antiseptique, qu'il y ait un paquet antiseptique individuel, « seul moyen d'assurer le bénéfice de ces méthodes aux milliers de blessés des Plewna et Sédan futurs. »

Tiroch (2) proposa un paquet antiseptique fait avec le pansement complet de Lister : huit couches de gaze phéniquée, mackintosh, silk, protective, rien n'y manque. Le tout est enveloppé d'une étoffe imperméable.

Reeber (3) prépare une ouate employée avec succès dans la pratique chirurgicale. Il prend de la ouate non collée, la coupe en morceaux carrés de 10 sur 14 centimètres, que l'on aligne au nombre de 30 environ, le deuxième couvrant à moitié le premier, et ainsi de suite. On

(1) Crookshank, *Antisepsic Surgery* (*The Lancet*).
(2) Tiroch, *Wiener med*, 1884.
(3) Reeber, *Langenbeck's Archiv*.

en fait un rouleau, qu'on trempe dans une solution saturée d'acide borique. On la défait et on la porte à l'étuve. Cette ouate contient 40 à 50 pour 100 de son poids d'acide borique sous forme de petits cristaux, visibles déjà à l'œil nu, mais ne gênant pas dans l'emploi.

Il propose cette ouate ainsi préparée, pour servir à remplacer la jute phéniquée ou salycilée qui se trouve dans les divers paquets déjà décrits.

Cusbach (1), comme antisepsie primitive, emploie le procédé suivant : il lave à l'eau phéniquée, saupoudre la blessure d'un mélange antiseptique tel que celui de Brüns, ajoute une pelote de coton au chlorure de zinc et fixe le tout avec une compresse triangulaire. Mais ce pansement ne peut se faire qu'à la place de pansement ou à l'ambulance, et ne peut être appliqué sur le champ de bataille par le blessé lui-même.

Il est une autre substance appelée à rendre de grands services dans la chirurgie de guerre, et qui peut servir à remplacer avantageusement la ouate, la jute, la charpie et les autres substances qui ont servi jusqu'à ces derniers temps à la confection des paquets antiseptiques :

Je veux parler de l'étoupe purifiée et antiseptique de Weber et Thomas (2). Tout le monde était d'accord depuis longtemps pour proscrire la charpie des pansements ; mais cet accord cessait dès qu'il s'agissait de savoir par quoi on devait la remplacer. Facile à résoudre dans la pratique personnelle, cette question acquiert une importance et une gravité spéciales dans la chirurgie d'armée et dans la préparation des approvisionnements destinés aux ambulances de guerre.

Weber et Thomas, après avoir étudié les diverses substances qui ont été proposées pour remplacer la charpie, après avoir pesé tous les inconvénients que présentent ces diverses substances, se sont arrêtés à l'étoupe purifiée par un nouveau procédé.

Ce nouvel agent apporté dans la pratique des pansements réunit,

(1) Cusbach, *Congrès de chirurgie allemand.*
(2) Weber et Thomas, *Revue de chirurgie*, 1882.

d'après eux, les qualités suivantes : l'étoupe purifiée est d'une pureté absolue, c'est-à-dire ne contient ni poussières, ni résidus d'aucune espèce ; elle est élastique et douce au toucher, absorbe facilement les liquides sécrétés par les plaies, de même que les agents médicamenteux dont on veut l'imprégner. Suffisamment feutrée pour filtrer l'air et défendre les plaies de l'accès des germes, elle est rendue antiseptique, et son prix est aussi modique que possible.

On sait que les Américains ont employé pendant la guerre de sécession l'oakum ou étoupe de calfat, étoupe goudronnée fabriquée avec de vieux câbles de navire. On ne sait pas comment ils se sont trouvés de ce pansement, auquel le goudron pouvait communiquer quelques propriétés antiseptiques.

Weber et Thomas ont essayé de purifier l'étoupe du commerce, qui, pleine de poussière et de débris ligneux, semblait impropre aux pansements. Le succès a, paraît-il, couronné leur entreprise. Ils lessivent d'abord l'étoupe dans une solution de soude caustique, la blanchissent dans l'hypochlorite de soude, puis la traitent par l'acide chlorhydrique étendu pour détruire les débris ligneux, enfin la dessèchent. Le travail de purification est terminé, il ne reste plus qu'à carder l'étoupe, et on peut ainsi préparer des plumasseaux extrêmement commodes pour les pansements, ou la laisser en tas comme la charpie, ou en façonner des paquets plus ou moins grands sous forme de boulettes. Cette étoupe, outre tous les avantages que nous venons d'énumérer, peut encore être rendue antiseptique.

A ce propos, Weber et Thomas, au lieu de la préparer par l'immersion et les procédés ordinaires, ont recours à la volatilisation de l'acide phénique. « L'immersion dans l'eau fait affaisser notre pansement, disent-ils ; il se rend en galette et perd son élasticité et sa douceur, qui constituent un de ses principaux mérites. L'acide phénique se trouve condensé au milieu des fibres de l'étoupe, non sous forme cristalline, comme on aurait pu le penser, mais sous forme de petites gouttelettes huileuses, que le microscope nous montre très-nettement sous un fort grossissement (500 diamètres). Ce sont ces gouttelettes auxquelles notre étoupe phéniquée doit la particularité d'être beaucoup plus onctueuse au toucher que l'étoupe non phéniquée. »

De plus, cette étoupe peut être conservée indéfiniment sans perdre ses propriétés antiseptiques, pourvu qu'elle soit renfermée dans un bocal de verre, une boîte de bois ou de fer-blanc hermétiquement fermée, ou n'importe quelle enveloppe imperméable. Le procédé de Weber peut s'appliquer aussi aux autres substances, telles que la jute, la ramie, le coton, etc.

Münnich a publié des tableaux indiquant la perte d'acide phénique subie au bout d'un certain temps par sa jute carbolique, selon qu'elle est conservée dans des boîtes de fer-blanc, dans du papier parchemin ou du papier ordinaire. Weber et Thomas attribuent cette déperdition à la fermeture plus ou moins exacte du récipient qui contient la jute carbolique. De plus, une certaine perte d'acide phénique n'aurait aucun inconvénient ; car, en phéniquant leur étoupe à 10 pour 100, les auteurs de ce procédé ont fait une large part à la déperdition éventuelle : en effet, à 5 pour 100, l'étoupe serait encore très-suffisamment antiseptique. On peut encore, par des procédés identiques ou analogues, imprégner l'étoupe purifiée de créosote, d'iode, d'essence d'eucalyptus.

D'après Weber et Thomas, l'étoupe purifiée et absorbante, mais non phéniquée, coûte de 1 fr. 50 à 1 fr. 75 le kilog. Phéniquée, elle arrive à 2 fr. ou 2 fr. 25 ; de même pour la jute.

L'ouate phéniquée coûte 8 fr. ; l'acide salicylique, 11 fr. 20 le kilog. Si donc le paquet d'Esmarch doit coûter de 40 à 60 centimes, celui de Melladew de 35 à 50, celui de Dziewonski et Fix 35 centimes, on conçoit la modicité du prix de celui-ci.

L'essai de l'étoupe purifiée a été fait dans les cliniques de MM. Gosselin, Berger et Léon Labbé. Celui-ci, dans son rapport à l'Académie de médecine, à la séance du 22 mai 1883, donne les conclusions suivantes : « Le pansement à l'étoupe purifiée absorbe bien les liquides versés par la plaie ; la suppuration, quand elle a existé sous ce pansement, ne nous a pas paru avoir d'odeur ; elle était généralement assez abondante et de bonne nature. A l'aide de ce pansement, on peut avoir des réunions par première intention ; néanmoins elle paraît plus irritante pour les plaies, et surtout pour leurs bords, que la gaze phéniquée. Peut-être serait-il bon d'interposer entre la plaie et l'étoupe une simple couche de gaze phéniquée. Quoique peu abondante et de bonne nature, la suppuration paraît survenir plus fréquemment que sous le pansement de Lister ou sous le pansement humide. Malgré ces quelques réserves, nous devons reconnaître que les pièces du pansement de Lister réunissent, dans la mesure du possible, les conditions recherchées dans la méthode antiseptique appliquée à la chirurgie d'armée. »

Les quelques reproches faits à l'étoupe phéniquée n'ont plus la même valeur quand il ne s'agit que d'un pansement provisoire et immédiat. Il suffit, en effet, de faire avec cette étoupe ainsi purifiée et rendue antiseptique deux petits paquets enfermés dans une enveloppe imperméable, mackintosh, papier goudronné, toile gommée, et le tout recouvert d'une bande fixée par une épingle de sûreté et prêt à servir au moment du pansement.

Dans le traitement général des blessures par armes à feu, la question aujourd'hui la plus intéressante est la valeur et l'application immédiate du pansement antiseptique ; presque tous les décès, dans les coups de feu qui ne sont pas nécessairement mortels, en raison de l'importance pour la vie des parties atteintes, sont consécutifs aux altérations du pus ou aux complications inflammatoires.

Ces causes de mort supprimées, le pronostic devient immédiatement comparativement favorable. Mac Cormac dit qu'il est bien vrai que ce n'est ni la présence de la balle, ni l'éclat des os, qui amène l'inflammation et la suppuration, mais bien l'entrée d'une substance septigène venue du dehors ou apportée par les débris des vêtements souillés, ou entraînés par le projectile. Pour Nicolaï, la cause principale de l'infection des plaies est dans l'intervalle, souvent très-long, qui sépare la réception de la blessure de l'application des premiers secours. Ainsi, dans les grandes batailles, cet intervalle est souvent de plusieurs heures, et, si le combat s'est livré le soir, la nuit s'écoule avant que les blessés reçoivent le premier pansement.

On ne peut mettre en doute que, depuis un petit nombre d'années, dans la pratique civile, les blessures compliquées, les plus graves, très-analogues à celles qui résultont de l'action des coups de feu, n'aient, par cette méthode de traitement, guéri dans une proportion extraordinairement considérable. On ne peut nier que les affections locales et générales, incontestablement dues à l'infection des plaies, n'aient considérablement diminué de fréquence, et cela même dans les hôpitaux où elles sévissaient autrefois avec le plus de violence.

Ces résultats sont dus à l'emploi dans le pansement d'agents destructeurs des germes, ou à la séparation des organes septiques de l'air qu'on laisse arriver au contact des tissus lésés. Nombre de blessures, et même des plus graves restent aseptiques, après qu'une couche aseptique s'est formée sur leurs ouvertures; mais, si les matériaux du pansement sont infectés, elles ne peuvent former avec le sang aucune croûte aseptique. Aussi a-t-on songé à munir le soldat d'un paquet antiseptique, de manière à ce que blessé puisse immédiatement l'appliquer sur la plaie et la garantir ainsi des germes nocibles extérieurs. Le premier pansement consiste donc dans l'application de ce tampon antiseptique.

Je crois inutile de rappeler ce que j'ai dit, dans un précédent chapitre, à propos de l'exploration des plaies sur le champ de bataille, où elle ne peut se faire avec tout le temps nécessaire et toutes les règles d'une antisepsie rigoureuse. Rien n'est plus désastreux pour la possibilité d'une marche aseptique que l'examen immédiat et répété de la blessure avec le doigt ou des instruments, pour découvrir la balle ou préciser l'étendue des lésions osseuses. Cette exploration ne devra se faire qu'à l'ambulance, où toutes les règles de l'antisepsie pourront être observées.

Nous allons maintenant diviser les blessés en trois catégories, et nous allons voir si, dans ces trois classes de blessés, le pansement immédiat au moyen du tampon antiseptique présente les avantages qui ont frappé nombre de chirurgiens éminents, et que cependant une faible minorité se plaît à ne point lui reconnaître.

Dans la première catégorie, nous plaçons ceux qui offrent des lésions des parties molles ; la seconde nous présente ceux chez qui le squelette a été frappé, et, dans la troisième, nous trouvons ceux dont les cavités ont été intéressées.

Les projectiles, arrivant au contact du corps humain avec une direction oblique, parallèle ou perpendiculaire au plan de nos tissus, animés de vitesses différentes, atteignant les parties qui sont à nu ou protégées par des vêtements, produisent des lésions différentes. Il y a alors des contusions, des sillons, des gouttières, des éraflures(1). Lorsque le projectile perfore les téguments, il reste dans la plaie ou traverse les parties de part en part. Il y a alors un séton, qui peut être borgne ou complet. Le projectile peut entraîner dans la plaie avec lui des débris de vêtement. Pour Esmarch, cependant, la vitesse de la balle est si grande, qu'elle traverse les vêtements sans rien entraîner après elle. L'écoulement sanguin est très-peu considérable, sauf le cas de lésion d'un vaisseau important.

Cette catégorie de blessés forme, d'après les statistiques, les 2/3 des hommes mis hors de combat. On voit avec quelle facilité peut se faire chez eux l'application d'un pansement antiseptique immédiat. Un simple tampon placé à l'orifice de la blessure, deux quand le séton est complet, suffisent pour assurer l'asepsie de la plaie, et cela durant un temps assez long.

Il n'y a donc aucun inconvénient à remettre d'un ou deux jours l'examen de la plaie, pourvu que le tampon soit maintenu constamment appliqué. Cammerer (2), dans la guerre de Serbie, a trouvé possible de rendre, grâce à des tampons maintenus appliqués constamment sur elle, une plaie aseptique même trois semaines après la lésion.

Les hommes ainsi pansés par eux-mêmes peuvent laisser aux chi-

---

(1) Poulet et Bousquet, *Pathol. externe.*
(2) Cammerer, *Meine Erlebnisse im serbisch-türkischen Krieg.*

rurgiens le temps nécessaire de soigner de plus gravement atteints qu'eux. Quand leur traumatisme n'exigera pas de soins spéciaux, on n'aura qu'à compléter leur pansement sans le défaire, et à les évacuer sur les ambulances ou les hôpitaux de campagne. On évitera ainsi un encombrement fatal à la plupart des opérés.

Dans la deuxième catégorie, ce sont les blessés chez lesquels le squelette a été frappé. Le traitement antiseptique donne ici des résultats merveilleux, mais qui dépendent surtout des soins donnés au premier pansement. Ici, le point principal est d'empêcher l'air de pénétrer dans la plaie, car, dans ce cas, on est alors obligé de faire une purification énergique et parfaite de toutes les anfractuosités de la plaie. On est frappé des résultats merveilleux obtenus au moyen de l'antisepsie immédiate. M. Lucas-Championnière (1) cite de nombreux cas de fractures multiples de métacarpiens et de phalanges sur une main écrasée, une fracture bimalléolaire avec une communication du foyer à l'extérieur, une fracture du fémur avec ouverture du genou, etc., ayant guéri sans suppuration et conservant les mouvements des articulations intéressées.

Les cas, dit-il, dans lesquels on échoue, où la suppuration survient, sont des faits exceptionnels, et, dans le plus grand nombre, cela tient à ce qu'il a été impossible de réaliser une purification parfaite du foyer. Cela peut-il se faire dans la chirurgie de guerre, qui voit les plus redoutables de ces fractures compliquées ? Nüssbaüm, qui affirme que le sort du blessé dépend de celui qui soigne la plaie le premier, est d'avis, avec la grande majorité des médecins allemands, de mettre à la disposition du soldat un tampon antiseptique empêchant la plaie de s'infecter. Le premier pansement pour immobiliser le membre sera fait sans examiner la plaie, en conservant toujours le paquet antiseptique appliqué sur elle. Ce ne sera que plus tard, à l'hôpital, que le blessé sera soumis à une exploration régulière de sa blessure, au milieu d'une atmosphère antiseptique, après des lavages réitérés et des instruments convenablement désinfectés.

(1) Lucas-Championnière, *loc. cit.*

La plaie, qui n'aura pas en quelque sorte été débouchée, ne sera pas encore empoisonnée. De plus, l'expérience est là : l'antisepsie primitive a été employée pendant la guerre russo-turque et la campagne anglo-égyptienne. Les résultats magnifiques obtenus par Bergmann, Rayher, qui sauve dix-huit blessés sur vingt-deux atteints de fractures et de blessures des grandes articulations, réduisent à néant toutes les objections qu'on pouvait faire à l'idée de l'antisepsie immédiate sur le champ de bataille. Rien n'est plus éloquent, en effet, que les statistiques que ces chirurgiens ont publiées.

Quant aux blessures de la troisième catégorie, blessures de la tête, de la poitrine, de l'abdomen, l'impossibilité dans laquelle se trouve le blessé d'appliquer le pansement antiseptique et l'abstention absolue des aides, admise par tous, obligent le chirurgien à intervenir aussitôt. Nous n'avons pas à nous y arrêter.

Delorme (1) a comparé les blessés du champ de bataille aux grands blessés de l'industrie, qui, dans les grands centres, passent souvent de longues heures sans le secours du médecin, « ce qui n'empêche pas de fournir à la statistique cette proportion si considérable de succès qui a imposé la méthode antiseptique et ses pratiques. »

Les conditions dans lesquelles se trouve le soldat blessé varient à l'infini avec les différentes péripéties du combat : qu'on vienne à se porter en avant, à battre en retraite, à rester sur place, le blessé n'a à compter que sur lui-même ou sur les brancardiers qui viendront le relever lorsque l'engagement sera terminé ou que le péril sera moindre. Il est défendu, sous quelque motif que ce soit, d'abandonner son poste, et les camarades sont obligés de laisser leur ami à la place où il est tombé frappé. Quelle désorganisation se produirait, en effet, si deux ou trois hommes valides quittaient leur rang pour relever un blessé, le conduire à l'ambulance, etc. ? Le soldat reste couché dans des vêtements souillés de poussière ou de boue, exténué par de nombreuses fatigues, épuisé par de longues marches, des privations sans

(1) Delorme, *de l'Utilité du paquet antiseptique.*

nombre, une hémorrhagie grave quelquefois. Ne se trouve-t-il pas là
dans toutes les conditions suffisantes pour que les germes d'une infection quelconque puissent se développer à leur aise dans un terrain
aussi bien préparé? Croyez-vous qu'il soit inutile d'appliquer immédiatement un pansement antiseptique sur cette blessure, afin d'en empêcher l'infection par les germes atmosphériques, pansement qui peut
détruire aussi les ferments qui ont pénétré dans cette blessure avec le
corps vulnérant? Croyez-vous ne point diminuer les chances de septicémie? Comment ce pansement pourra-t-il être appliqué immédiatement, si ce n'est par le blessé lui-même et au moyen d'un paquet antiseptique? Les choses se passent-elles ainsi dans l'industrie, où nous
voyons, dit Delorme, les blessés attendre de longues heures l'arrivée
du médecin?

Cela veut-il dire qu'ils restent pour cela, comme le blessé sur le
champ de bataille, abandonnés, sans secours et sans soin? Mais, quand
une catastrophe éclate dans une usine, une filature, une mine, tout
le monde se dévoue pour sauver les victimes et panser leurs blessures. On les réconforte à l'aide de spiritueux, et j'ai dit plus haut que
les Anglais, sur le champ de bataille, s'occupaient surtout de l'état
général du blessé, dont ils relevaient les forces à l'aide de cordiaux
et de bouillons. On leur fait un premier pansement bien simple, bien
connu de tous, et dont les matériaux se trouvent partout. J'ai parlé
du pansement à l'eau, dont Percy disait qu'il abandonnerait la chirurgie d'armée si on le lui interdisait. Le médecin peut venir ensuite :
le pansement primitif le plus important est fait; il ne lui reste qu'à
le compléter en donnant les indications du traitement ultérieur destiné à combattre toutes les complications. Le pansement antiseptique
immédiat a aussi un autre avantage, d'après Symons (1). Avec lui, on
évite l'hémorrhagie secondaire, car il assure l'asepsie de la plaie. Pour
ce chirurgien, l'hémorrhagie n'est pas due à la chute de la ligature ou
à l'insuffisance du caillot dans les deux bouts de l'artère, mais bien

(1) Symons, *Société militaire de Woolwich.*

à une dégénérescence de ses parois, provenant du pus, qui se fraye un chemin en remontant le long de la gaîne du vaisseau.

Enfin, à l'argument que l'enlèvement rapide des blessés du champ de bataille, la multiplication des moyens de transport et l'augmentation du personnel sanitaire, sont le but à poursuivre, nous répondons que l'adoption du paquet du soldat, c'est-à-dire d'un premier pansement rationnel, remplissant toutes les conditions de l'antisepsie, arrive précisément au même but. C'est de la sorte, en effet, qu'on pourra le mieux soulager les places de pansement, dans lesquelles les hommes blessés légèrement, surtout les blessés capables de marcher, pourront ne pas entrer ou ne pas séjourner, sans qu'il en résulte aucun inconvénient pour leurs plaies, que le pansement immédiat protége contre l'infection.

Les blessés de ces deux catégories, blessés légèrement et blessés capables de marcher, peuvent tout simplement être concentrés sur des points de rassemblement en arrière des lignes de combat, et, sans secours médicaux directs, être dirigés de ces points sur les échelons plus éloignés.

Maintenant que nous avons des substances antiseptiques facilement applicables, pouvant être préparées à l'avance et se conserver longtemps, comment en assurer l'approvisionnement sur le champ de bataille? La pénurie des approvisionnements de première ligne, l'urgence de certains secours, devaient faire naître l'idée de munir chaque homme du matériel de pansement nécessaire pour recouvrir les plaies sur le champ de bataille.

Les chirurgiens qui se sont occupés de la question ont essayé de la résoudre en faisant donner à chaque soldat une cartouche à pansement, dite paquet du soldat, qui assure au blessé lui-même, au brancardier, au médecin, les matériaux nécessaires pour un premier pansement dès que l'homme aura été frappé.

Pendant la guerre de Crimée, on voit des paquets de pansement distribués officiellement aux soldats anglais, qui en sont munis dans leurs campagnes ultérieures.

En 1870-71, la nécessité les impose à beaucoup de médecins français; lors de la guerre russo-turque, chaque homme est muni d'un paquet du soldat, et après cette guerre la *Sanitäts-Ordnung* de 1878 en ordonnait l'emploi dans l'armée allemande, où le paquet du soldat est devenu réglementaire.

Chez nos voisins d'outre-Rhin, les fantassins le portent dans la poche gauche du pantalon ; les hussards et les uhlans, dans une poche de devant du dolman ; les autres cavaliers, dans une poche de derrière de la tunique.

Mais, placé dans les poches, dans les fontes du cavalier, dans le sac du fantassin, le paquet sera perdu, jeté, ou hors d'usage quand on en aura besoin. Desmoulins (1) le place dans un petit gousset placé sous les pattes du dolman, à la face interne du ceinturon ou sous la cartouchière.

Esmarch (2) nous dit : « Le paquet doit être placé de façon à ne point gêner le soldat, soit qu'il marche, soit qu'il se couche ; il faut de plus qu'il ne soit pas aisément à la portée de la main, sans quoi l'homme s'en débarrasserait pour le remplacer par un objet plus à son gré. » Aussi Esmarch le veut-il cousu dans la doublure de la tunique, soit dans la région habituellement rembourrée, soit au niveau du creux sous-claviculaire gauche. On pourra lui objecter que le pansement ainsi placé et ainsi cousu devient inaccessible. Le blessé ne pourra pas, en effet, ouvrir sa capote et la découdre facilement pour retirer le précieux pansement.

D'autres ont pensé à le placer dans une petite giberne spéciale, suspendue au flanc du soldat. Mais le soldat français a déjà, pendu autour de lui, son sabre, sa cartouchière, son quart et son bidon ; il est donc difficile de l'encombrer d'un nouvel objet.

Volkmann conseille également de le mettre tout simplement dans le sac du soldat ; mais on sait que le soldat quitte fréquemment son sac

(1) Desmoulins, *Contribution à l'étude des pansements antiseptiques*.
(2) Esmarch, *op. citat.*

pour combattre, et qu'il peut très-bien en être très-éloigné au moment
où, tombant frappé, le pansement pourrait lui être d'un grand secours.

Crookshank, qui est un des plus chauds partisans du parquet antiseptique du soldat, le veut placé dans une poche de la portion thoracique de la capote.

Von Lesser (1), au Congrès des chirurgiens allemands, présentait
une cartouche spéciale contenant une poudre ansiseptique, et propo-
sait pour alléger le soldat de donner à la cartouche antiseptique la
place de la vingtième cartouche dans la cartouchière réglementaire,
ou de la placer contre elle ; le culot de l'étui est marqué d'une croix
rouge sur fond blanc, pour ne point être confondu. Outre que l'autorité militaire ne voudrait pas diminuer le nombre des cartouches réglementaire, surtout aujourd'hui où l'on cherche plutôt à l'augmenter,
pour placer un étui antiseptique, les inconvénients d'une méprise,
dans le désordre d'une alerte de nuit par exemple, sont trop évidents
pour que nous insistions plus longuement. Cependant la proposition
de placer le paquet du soldat, sinon dans la cartouchière, du moins
contre elle, nous paraît avantageuse. Le paquet antiseptique y sera
complétement à l'abri, car on ne se défait pas de sa cartouchière. Elle
est comme le fusil, la musette à pain et le bidon, que le soldat ne dé-
pose jamais, ce qui arrive très-souvent pour le sac.

Nicolaï (2), proposant son paquet de gaze sublimée et comprimée, le
veut cousu dans la portion thoracique de la capote, ajoutant qu'il sera
facile, en cas de blessure, de le trouver en déchirant la doublure.

Pour le professeur Chauvel (3), la meilleure solution serait de placer
le paquet antiseptique dans un gousset situé dans le pantalon au-dessus
de la poche droite. Au reste, ajoute-t-il, si son volume est trop grand,
trop considérable, on n'a qu'à le diviser en deux paquets. Pour en
réduire le volume et le poids au strict nécessaire, on peut supprimer

(1) Von Lesser, 12e *Congrès des chirurgiens allemands.*
(2) Nicolaï, *Revue d'hygiène,* 1866.
(3) Chauvel, *loc. cit.*

le linge plein triangulaire, qui est surtout destiné à immobiliser la partie blessée : une bande de gaze phéniquée ou sublimée, de deux à trois mètres, suffira pour maintenir le tampon antiseptique.

CONCLUSIONS

Le progrès chirurgical a, dans ces dernières années, marché à pas de géant ; l'antisepsie sera toujours le grand principe de la chirurgie. Le principe restera, les procédés seuls pourront varier. Que l'on considère la pratique civile ou la chirurgie du champ de bataille, il n'y a plus à hésiter : nous devons faire de la chirurgie antiseptique.

Quel doit être le premier pansement sur le champ de bataille ?

Ce qu'il importe avant tout, c'est de mettre la blessure à l'abri de toute souillure provenant, soit du contact des doigts, soit des germes atmosphériques, qui peuvent l'infecter. Le premier pansement doit donc être antiseptique, simple, facile à appliquer par le blessé lui-même, et ne pas nécessiter un trop grand luxe de bandages.

Mais, pour être antiseptique, il doit être appliqué immédiatement. Rayher et Bergmann ont montré par leurs nombreux succès les avantages d'une antisepsie immédiate.

Ce pansement antiseptique ne peut être fait que si chaque homme est pourvu d'un paquet de pansement antiseptique, qui sera appliqué par lui, par les brancardiers ou les médecins du régiment.

Ce premier pansement sera vérifié à la place de secours et complété suivant les cas.

Il est impossible de faire un pansement définitif sur le champ de bataille : la seule indication à suivre est, pour le chirurgien, d'arrêter une hémorrhagie grave, de mettre la blessure à l'abri du contact de l'air, et de placer le blessé dans les meilleures conditions pour être transporté.

A l'ambulance, la richesse plus grande du matériel permet d'employer des pansement plus complets et plus variés, secs ou humides, suivant les cas.

De tous les pansements antiseptiques, celui qui conviendra le mieux, les rares fois où il sera applicable, est le pansement ouaté de Guérin.

Dans tous les cas, le pansement rare s'impose, et on pourra alors se servir avec de grands avantages des pansements à la laine de bois, à la mousse, ou, mieux encore, à l'étoupe préparée antiseptique de MM. Weber et Thomas. Les résultats seront d'autant meilleurs que l'application du premier pansement antiseptique aura été fait plus tôt.

Nous avons la conviction profonde que, grâce aux nouveaux pansements antiseptiques, nous touchons au jour où vont enfin disparaître ces lugubres statistiques que l'on a la douleur de constater à chaque guerre nouvelle, et qui pourraient faire douter de l'activité de l'intervention chirurgicale chez les blessés.

BIBLIOGRAPHIE COMPLÉMENTAIRE

Logie. — Le Service de santé en campagne en Prusse.

Gaydo. — Du Pansement à la ouate.

Gazette hebdomadaire de médecine et de chirurgie.

Gosselin. — Les Pansements antiseptiques.

De Santi. — Les Dernières Évolutions des pansements antiseptiques.

Gross. — Manuel du brancardier.

De Santi. — De la Réunion immédiate des plaies par armes à feu.

Münnich. — Deutsche militär., 1880.

Mikulick. — Wien. med. Presse., n° 23, 1880.

Langenbeck. — De l'Iodoforme.

Maunoury. — Les Pansements antiseptiques en Allemagne.

Pingaud. — Gazette hebdom. de méd. et de chirurgie, 1877.

Nicaise. — Du Pansement des plaies.

Lawson-Tait. — British med. Journal, 1882.

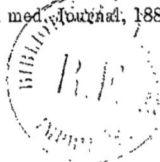